現代医療をどう改革していくか

～消費税を上げる前に考える～

現代医療をどう改革していくか
～消費税を上げる前に考える～

もくじ

もくじ

はじめに

いま、医療の関係者や国民が憂慮しているのは、東日本大災害を奇禍として、社会保障改革を適当にゴマかして、消費税の五％アップだけを実現するという挙に政府が出るのではないかと思われていることである。多くの人は「そんなバカなことがあるか」と思っておられるかもしれないが、なにしろ常識ではまったく計れない菅首相の行動は何が起きても不思議ではない。それに「増税」といわれるのは、日本の政治の中枢部である財務省の喝采を博するもので、政治家の多くは、財務省におだてられて増税政策にのめり込む。それに、政治家として、何かひとつ勉強するということになると「財政」に取り組むのが、最も効率がいいし、居心地もいい。

戦後の政治をみても、「社会保障をやりたいので政治家になった」という議員が、総理になったのは橋本龍太郎だけである。政治家の多くは、好むと好まざるとに拘わらず、財政通にならないと「総理」には手が届かない。総理の登竜門として財務相があるといってもよく、故田中角栄が破竹の勢いで出世街道を驀進していたとき、大蔵大臣（いまの財務相）になって活躍したとき、多くの人は「これなら総理も十分にやれる」と評価したものである。この俗称〝大蔵通〟になる議員の中から小泉純一郎のように名が残る人が出るのは、それだけ財政が重視されているということもあるが「税金を取る」ということのむずかしさを象徴しているともいえるのではないか。

それはさておき、いまの政治の中で最も重要なことは、東日本大災害の復興である。これが最重点であることは火を見るより明らかである。これに比べれば、社会保障は一年や二年おくれても仕方がないとさえ思う。しかし、災害があったから、ほかの行財政はいい加減であってもいいということにはならない。社会のルールに従って、社会保障が、たとえ多少おくれることがあっても、きっちりとしたビジョンが提示されなければならない。

日本の社会保障は、いま「累卵の危うき」にある。社会保障は周知のように、年金と医療保障（介護も含む）に大別できる。どちらも重要で、問題も複雑多岐にわたり、簡単ではない。しかし、年金はある程度、何十年先でも給付の予測額は推測できる。しかし、医療費は厳密にいうと、来年の医療費さえ予測できないという厄介なものである。本書では年金は扱わないので、医療に限って考えてみると、いま政府に最も強く要求したいのは、これからの日本で、どういう医療を展開したいのかの、グランドデザインを国民に提示することである。そのプランを実現するためには予算はどれぐらい必要で、その財源はどうするかを、もういちど国民に提示して、国民の納得を得たうえで、どうしても必要なら増税に踏み込むという順を経なければ、とても納得を得られるものではあるまい。

しかし、菅総理は、これからのグランドデザインの片鱗も示したことはなかった。第一、このような手続きを経て、その後、はじめて消費税に手をつけるといった順序さえ考えていないのではないかと思われる。恐らく菅総理は、社会保障の問題を簡単に考えていたのではないかと思う。総理の経歴を見ても、長期的にじっくりと取り組んだテーマはなかったように思うし、小政党出身の人にありがちな〝バルカン政治家〟タイプで、外からみると、すべて〝出たとこ勝負〟でやってきたようにみえる。かつて厚生大臣をしたさいの省内の評価も「薬害エイズは少し知っているが、他の厚生行政には興味を示さない」という見方が多かった。人間は、ある程度は育った環境に左右されるので、やむを得ない点もあるかも知れないが、それにしても、菅総理は、失礼ながら総理としての器の体裁を成していないといわざるを得ない。

菅総理への批判はともかくとして、これからの日本の医療保障を考えた場合、全体から概観した場合、大きなポイントはどこにあるのだろうか。これからの医療保障のグランドデザインを考える場合、根本的な問題点は、世界中の先進国で、例をみないスピードで高齢化し、しかも少子化のスピードも例をみない速さで、いわば〝ダブル・パンチ〟を受けた状態になり、健康保険制度の基本的な考え方である若い人たちが老人を支えるという原則が維持されるのがむずかしくなってきているという「現

バルカン政治家：そのときの情勢により、味方となる政党や派閥を渡り歩きつつ切り抜けようとする政治家。

実」から眼をそらせるわけにはいかない。率直にいえば「これだけ少子高齢化が進んでいて、これまでのような医療保障ができるのか」という少し誇張していえば、国の命運にも関する岐路に直面している。これについては厚生官僚はそれなりの危機意識を持っていて、準備もしているが、なにしろ少し前までは「私は役人の天敵である」と〝豪語〟する厚労大臣がいて、官僚は一人も大臣のほうを見向きもしなかった。これではどうにもならない。「総理も総理なら、大臣もそれにふさわしい」といわれたものである。

非常にグローバルにみると「一体、日本で医療保障は続けられるのか。もし続けるとすれば、どのレベル（程度）のものなら持続可能か」ということを見きわめてやらねばならない。この持続可能なレベルを考えることはそう簡単ではない。恐らく、いまの政党の政調会レベルでは、よほど人材を投入しないとできないだろう。完全に細部までも詰めたものは、現存するシンクタンクでもちょっと手こずるだろう。いまのところ、これをつくる能力があるのは、やはり厚生官僚しかいないのである。恐らく、こういったことは民主党もまったく知らないだろう。民主党には、「何でもやればできる」という妙な自信を持った議員が多い。こういう議員は〝火をつけることはできるが後始末ができない〟とみられている。このタイプの〝先生〟は民主党に多いように見受けられる。

政党への批判はともかく、医療保障をどうするかというのは、結局のところは「何を保障し、何を保障しないか」ということを論理的にはっきりさせることである。これは時勢によってちがうことがあっても不思議はない。しかし、そのことを国民が納得しなければならない。かつて、日本も高度経済成長の恩恵を受けて、実質的に医療費が保険料を除けばほとんど自己負担のない時代もあった。しかし、その時代が永久に保証されているのが医療保障なのではない。経済の変動によって、保障される範囲が変わるのはやむを得ないと考えるのが至当であろう。

「何を保障するか」という問題ひとつをとってもむずかしいことはいろいろある。たとえば、医療保障の本当のねらいは、私などは「重病で、一家が危機に陥ったときに手が差しのべられる」ものだと考えている。従って俗に軽医療と呼ばれているカゼひき、腹痛、二日酔い、切り傷といったものは自己負担でもいいと思う。しかし、この考え方に日本医師会などは反対する。軽医療を自己負担にすると、患者は医師のところに来るときには重病になっていることが多い。かえって医療費が高くなるといって反対する。もしそうなら、年一回の健診を無料にすればその問題は解決する。

なにしろ、日本の国民医療費（総医療費）は三三兆円にもなっているうえに、年々一兆円ずつ増えている。この額を減らすというのは、ちょっと至難の業ではないだろうか。多少節約できると考えられる「医療費の無駄」のようなものはあると考えられるが、それは、そう多額に上るものではあるまい。現在の日本の医療費のなかで、節約できるのではないかと思われるものがないわけではない。たとえば、日本では一年間に一四・二回も医師にかかっているが、スウェーデンでは年間二・三回、多くのヨーロッパの先進国では、せいぜい多い国でも五回以内である。

日本では、総合医に診てもらって、そこから大学病院や大病院に患者が紹介されるのではなく、いきなり大学病院などへ診療を受けに行く人が多い。これは、いろいろと問題もあるし、大学病院では重装備されているので診療も濃厚で、検査も綿密である。当然のこととして医療費も嵩む。実際問題として、大学病院の外来は大繁昌で、病院収入に寄与しているが、はたして、こういう傾向は「無駄」といえないのかという疑問も強い。

日本の場合、総合医の制度を確立し、問題の老人医療の担い手を専門医から総合医にすることが効率的であり、合理的だと思う。例として正しいかどうかの批判はあるかもしれないが、今回の東日本大災害で、現地で活躍した医師は大半が総合医であったという。専門医は、被災地では、医療器機がないので、手も足も出なかったという。これに反して、オールラウンド・プレーヤーの総合医は、大活躍で、かつ被災者に喜ばれた。これは考えてみるべきことではないかと思う。こういうことをいうのは、一部から強い批判を受けるかもしれないが、私は若い人の病気と老人の病気は、それぞれの人によってちがうのではないかと思う。人間の個人差は大きいので、もとより一概にはいえないが、後期高齢者の年齢になった人に、ほんとうに専門医の診療を受ける必要があるのかどうかから少し考えてみる必要があるのではないかと思う。

これをいうと、必ず批判する向きも多いだろうが、若い人が病気になったときには、全力をあげて、現代医学をフル動員して患者の一命を取り止める努力をすべきだと思う。それは、その人が健康に戻って再び生に輝くからであると思う。しかし、後期高齢者が病気になったときには、若い人が病気になったのとはちがうと思う。老人が病気になる場合も、後期高齢者になる前頃までは、若い人が病気になるのと変わらないことも多いと思うが、後期高齢者になって以降に、かなり決定的な病気になる場合は、言葉は悪いが「死に病」になることも多い。こういう人たちに現代医学の粋を集めたような高度な治療をしても、いずれは助からないことが多い。こういう患者に〝スパゲッティ医療〟とか〝マカロニ医療〟と呼ばれている「器械につながれた生命」がはたして意味があるのかどうかを考えてみる必要がある。こういった〝延命措置〟は少なくとも健康保険で面倒をみる必要があるのだろうかという意見もある。終末期に行われるいわゆる管をやたらに身体につなぐなどという〝マカロニ医療〟は、生命が戻るという要素はきわめて少なく、単なる延命措置以外の何物でもない。これを公的保険で面倒をみる必要があるのかという疑問があるのは当然の意見ではないか。

日本は新しい医療制度を構築するに当たって、どういう制度を構築するかということとともに、健康保険でどこまでみることができるかの範囲の囲いをきっちりとさせる必要がある。それにつけて、考えられるのは、かなりドラスティックな話になるが、現在、イギリスやドイツでは、六〇歳をすぎた人の人工透析は健康保険の適用外となっている。私は、この制度を日本に導入したらどうかといっているのではない。こういうことを議論の対象にしてもいい時代が来ているのではないかと思う。

近く行われるであろう、これからの医療保障のグランドデザインは、ちゃんとした構想を持ち、具体的に国民の立場からわかりやすいもので、しかも財政の裏付けもはっきりしたもので、少なくとも国民の議論の対象となるものでなければならない。これは今世紀の日本を左右する面もあるので、一年や二年余計にかかっても、議論に耐えるものを提示して欲しい。

第1章　医療崩壊の危機を招いた小泉内閣

1．小泉内閣の医療費削減が医療崩壊の火に油

◎財政的見地だけで医療費削減

21世紀になって誕生した小泉純一郎内閣（平成13．4〜18．9）は経済改革を唱え、実施した。そのさい、医療も改革すると称して実際に行ったのは医療費の削減であった。これが医療界の崩壊という火に油を注いだ結果になった。

高度経済成長が終わったあと、社会保障の持続が非常にむずかしくなるのは、どこの先進国でも遭遇する共通のテーマである。とくに日本は少子高齢化のテンポが予想以上に速かったこともあって、重要なテーマになっていた。

新しい時代に対応した社会保障の姿を提案しても、国民の間にコンセンサスを得なければ実現しないのが「社会保障改革」である。ところが小泉内閣は、国民の理解を求めようとはせず、医療費削減だけを打ち出し、その実行は財務省に任せるという乱暴な改革を行った。

医療費自体が削減される一方で国民（患者）の自己負担だけが増え、高齢者にも2

割、3割負担を強いるという挙に出た。そうでなくても小泉改革は格差を生じさせた（首相自身も格差は当然と言明）。所得格差だけでなく医療格差が広がり、たとえば国保の保険料の未納者、保険証を持たない人が増え、その人たちが受診できなくなった。

自己負担を増やすというのは安直であり、「ずるい方法」なのである。というのは、保険料を上げたり税金を上げたりすると国民の反発を直接浴びやすいが、診療時の自己負担を上げるのは、現に病気になって治してもらおうという過程にある人だけに負担を求めるので、なかなか反対の声をあげにくいからである。自己負担を増やすのは為政者のほうからいうと楽なことだが、庶民とくに病弱な人々にとっては深刻な問題である。小泉内閣が続いた5年余、国の財政建て直しには医療費の抑制は不可欠という名目のもとに、弱い立場の患者は自己負担増に苦しんできたといえる。

高度経済成長後の社会保障は、成長途上のときのように予算を配分できなくなるので、改革が必要であるのは当然のことだが、そのさい、財政的見地からだけで医療費削減をするのは暴挙に近い。こういう大雑把な方法で成功した国はどこにもないからである。にも拘らず小泉内閣は、これを強行した。

小泉内閣は、政権を握ってから平成14年に診療報酬を2・7％引き下げ、さらに16年には1・0％、18年には3・16％引き下げた。それと同時に予算削減のために15年度に老人医療や乳幼児を除き医療保険の給付率を7割に統一した（自己負担3割、それまでは被用者保険の本人など2割)。小泉内閣の医療費削減の名目は、政府予算として支出する医療費への公的負担が財政上高すぎるので減らせというもので、医療費自体が高いから下げよといっているのではない。だから、国の医療費負担を増やさない方向で、たとえば自己負担や保険料負担で医療費の増大をまかなっていく分には一向にかまわないという考え方である。

このため、予算のワクだけを決めて、社会保障費とくに医療費の削減は財務省に丸投げし、数字の辻つまが合うようにしたわけである。こんな安易な方法で低成長下の社会保障が解決すると思っていたとしたら、それは政治ではない。案の定、日本の医療は小泉首相が登場してから崩壊し始めたといっても過言ではない。いいかえれば、小泉内閣は社会保障を単に財政上の問題というとらえ方しかしなかったわけで、社会保障が直面する問題を知らなかった、というより知ろうとしなかったのではないか。「高度経済成長後の社会保障をどう構築するか」は現代の政治の最もむずかしい問題だと私は思う。

小泉内閣時代には、医療制度改革では高齢者の負担増や介護療養型病床の廃止が行われた。また診療報酬改定(下表)では、

診療報酬改定の推移

		診療報酬改定率(医療費ベース)の推移					
		診療報酬本体	医科	歯科	調剤	薬価等	ネット
	1996(平成8)年度	＋3.4%	＋3.6%	＋2.2%	＋1.3%	▲2.6%	＋0.8%
	1997(平成9)年度	＋1.70%				▲1.32%	＋0.38%
	1998(平成10)年度	＋1.5%	＋1.5%	＋1.5%	＋0.7%	▲2.8%	▲1.3%
	2000(平成12)年度	＋1.9%	＋2.0%	＋2.0% これに加え0.5%	＋0.8%	▲1.7%	＋0.2%
小泉内閣	2002(平成14)年度	▲1.3%	▲1.3%	▲1.3%	▲1.3%	▲1.4%	▲2.7%
小泉内閣	2004(平成16)年度	±0%	±0%	±0%	±0%	▲1.0%	▲1.0%
小泉内閣	2006(平成18)年度	▲1.36%	▲1.50%	▲1.50%	▲0.60%	▲1.8%	▲3.16%
	2008(平成20)年度	＋0.38%	＋0.42%	＋0.42%	＋0.17%	▲1.2%	▲0.82%
	2010(平成22)年度	＋1.55%	＋1.74%	＋2.09%	＋0.52%	▲1.36%	＋0.19%

診療報酬本体の2度にわたる引き下げ（平成14、18年度）がめだっている。

◎きっかけは大学医学部の医師引き揚げ

日本の医療はいま、崩壊寸前にある。このまま放置すると、かつて世界に誇った「日本の医療」は没落していくのではないかと憂慮されている。20世紀末には、日本の医療は世界に冠たるものだった。先進国中、世界最低の医療費（GDP対比）であるにもかかわらず、平均寿命も健康寿命も、乳児死亡率も周産期死亡率も、いずれも世界一の実績を維持していた。欧米先進国でも不思議がられ、私自身もヨーロッパの各国の政府首脳から「日本はどうしてこんなにうまくいっているのか」と聞かれ、説明に窮したこともあったほどである。

しかし、21世紀に入って日本の医療はガラリと変わった。地方の自治体病院のなかには、医師の供給源だった大学医学部医局が医師を引き揚げたのがきっかけで、残った医師に極端な負担がかかるようになった。この傾向は産科・小児科に強く、はては病院を辞めて開業医になる医師たちが続々と現われ、閉鎖にいたった病院も出てきて社会問題になっている。

これは一見、医師供給の問題のように思われるが、そうではない。列車事故で転覆したさい、「複合脱線」ということが原因にあげられる。原因がいくつもあって、それが相互に複合作用を起こして、列車や貨車が転覆したという場合に使われる。いまの日本の医療の状況は、正にこの複合脱線のようなものである。いろいろの原因が重なり、相互に影響し合って崩壊寸前まできてしまったということなのである。

◎20世紀まで続いた大学医学部の封建性

では、複合脱線の原因は何なのか。きわめて複雑な要因がからんでいる。まず第一にあげられるのは、日本の医学界は明治以来、ドイツ医学を模倣した封建性によって成立しており、敗戦や学生運動によって多少の影響があったにしても、本質的には変化せず、20世紀末まで何とか持ちこたえてきたことである。

医学部の封建性というのは、医学部の医局が一国一城のようになっており、教授はその頂点に立っていて、人事権をはじめ多くの権限を掌握していた。教授に反抗したり批判したりすることは、イコール追放ということになった。大学医学部は、いわば各医局（教室）の連合体のようなもので、明治7年以降、100年以上にもわたって医局制のもとに運営されてきた。これはひとつずつを見ると、まったく時代に合わないもので、いまの日本の社会で比べる対象はない。わずかに国技館の相撲部屋が似ている程度で、たしかに「前世紀の遺物」である。

しかし、別の面からみると、この「封建性」が医学界を支えてきたことは事実である。だが、さすがに制度疲労を来してきた。端的にいうと、この封建性の中核だった教授の人事権にヒビが入ってきた。１９７０年代前半の全共闘の闘争によって影響を受け、人事権は徐々にではあるが、以前のように強固ではなくなった。かつては、教授から、ある病院へ「行け」といわれれば、理由の如何に拘わらず拒否はできず、もし拒否すれば「破門」になった。その頃と比べると20世紀最後の10年間は、人事については、教授のほうから医局の医師の意見を一応聞くようにはなっていたが、拒否するのは比較的珍しかった。

つまり、日本の医療が曲がりなりにも安定を保ち、数々のすぐれた医療水準を維持できたのは、誰の眼からみても「少し常軌を逸している」と思われる「医学部の封建性」によって支えられていたからである。例は悪いかもしれないが、模型の紙やヒゴでつくったグライダーの場合、でき具合はとても美しいとはいえないが、飛ばしてみると結構飛ぶ。このグライダーの模型のようなものが、日本の医局制度だったといえる。

◎総合医の教育は大学病院より総合病院で

こういう状況のもと、20世紀の終わりに厚労省は医師づくりの改革を実施した。それまでは医学部を卒業して医師国家試験に合格すれば、医学部に入局するのも開業す

総合病院：医療法上の「総合病院」は法改正により1996年に廃止された。本書では、多くの科を持ち、比較的規模の大きい病院について、一般的な概念として「総合病院」としている。

るのも自由だった。しかし、これではいくらなんでもひどい（実力のない医師ばかりができる）ということで、卒業して医師国家試験に合格した後2年間は、どこかの病院で内科、外科、産科、小児科、救急、公衆衛生などを勉強しなければならないというシステムに変更した。

この結果、医学部卒業生たちは研修の場を自由に選べることになり、彼らは仲間と検討したうえ、「大学病院では初診の患者は少なく、都市部の総合病院のほうが勉強になる」ということで、大学病院を敬遠した。これは当然のことだが、「総合医」の教育には大学病院は適当でないことが天下に知らされたわけである。大学病院協会はこれに対して、「厚労省が医師づくりの変更をしたため、大学医局の医師数が減った。元に戻せ」と叫んだが、識者には冷たく受けとめられた。

大学医局は、入局者が減ったことに危機感を感じて、地方の自治体病院などに派遣していた医師をあわてて医局に呼び戻した。このため、前述のように残された医師は労働強化になり、辞めて開業医になる医師が出始めた。病院によっては閉鎖に追い込まれた。医局の教授にしてみると、地方に派遣している医師は自分の持ち物ぐらいにしか思っていないので、地方のことなどは考えずに呼び戻す。戻された医師は「教授の命令は絶対」だから従わざるを得ない。

地方の市町村長は、これまで医師の確保には苦労し、医師の供給源である医学部医局の教授に献金して医師を派遣してもらってきた。教授のほうも、これを当然の見返りと考えていた節もあり、どこの市町村でも恒常的に行われてきた。しかし教授のほうも、本家本元の医学部医局で医師不足によって診療が行えないということになっては一大事なので、医師を医局に引き揚げたわけである。

◎廃止に追い込まれる病院・診療所――自治体病院は8割が赤字

医療費削減と地方の自治体病院の医師不足という2つの悪条件が重なったうえに、これまでガラス細工で何とか凌いできた日本の医療界のいわばパンドラの箱でもあった大学医学部の封建性のカギが自然に開いてしまったのである。この3つが複合して、日本の医療を崩壊の淵に追い込んだといえるであろう。

私の手もとに表1のような数字がある。これは国診協（全国国民健康保険診療施設協議会）の正会員数を年次ごとにみたものである。会員数が平成14年頃から病院・診療所とも減り始めている。これは正に小泉政権になってから減ってきたことを意味する。医師不足と予算不足によって医師に逃げられて廃止したのが減った数の全部ではないのかもしれないが、大半はそういったケースで統廃合したものとみられている。

問題を重視した総務省はその対策を本気で考え始め、２００７年12月末に一応の方針を示した。この方針を立てる前提として自治体病院を調査した結果、次のような点がわかった。
①自治体病院は全体の8割が赤字である。しかも一般会計から相当の金額を病院会計（特別会計）につぎ込んでいて、なお赤字である。
②全般的に医師不足に苦しんでいる。現在のように大学医局に医師を引き揚げられると病院自体が深刻な様相を呈する。また、財政的には、医師一人が抜けると年間1億円～1億3、000万円が不足する。
③自治体の財政が悪い。それも一般会計はまあまあだが、特別会計がよくない。その代表が病院と第三セクターである。
自治体財政を家庭にたとえると、例は悪いが、正妻の家庭は健全財政だが、二号は乱費癖が強くて大赤字のようなものだといわれている。

自治体病院は民間病院に比べて人件費のウエイトが高い。公立病院は平均が57%だが、7割にもなっている自治体病院があり、それでは経営にならないというケースもある。50～100床ぐらいの病院は整理統合すべきである。

こういったことを何とか改善するため、総務省では各自治体に早急にプランをつくって提出を求めた。総務省では「大学が医師を配給する時代ではない」と考えており、できれば、高度で中核の自治体病院で医師を養成し、小さな病院や診療所をサテライト的に配置して医師確保をはかりたいとしている。

この問題について、総務省で公営企業問題を担当した栄畑潤・審議官（当時）は、次のようにいっている。

「病院経営の効率化はどうしても必要である。赤字補填はやめてほしい。救急・小児・産科にはそれぞれルールをつくって、上手な運営をうまくやれるようにしなければならない。医師には他の社会とちがって年功序列があまりない。これらの特殊な点を勘案した運営をしないと、自治体自体がもたない。自治体病院に対して補助金を出すことは一切やめて、地方債でなく短期の借入金（銀行等）によってまかなうようにしなければならない」。

自治体病院の赤字や倒産については、国の施策による影響以外に自治体病院側の問題もある。私個人としてはこの点をかつて指摘したこともあるが、自治体側に一蹴された。それは、「人口の少ないところで大きな病院をつくっても成り立たない」ということである。

◎首長や議員にも責任――２次医療は人口30万以上に

自治体病院がどうしてこんなに増えたかについては、議員や首長の責任に帰すべき面も多い。私の知る限り「自治体病院をつくれ」という主張の多くは議員から出される。議員にしてみると、立派な病院ができ、そこに有権者である患者を紹介すれば感

２次医療：一般的な入院治療を中心とした医療。複数の自治体にひとつなど、市町村より広域で設立が計画される。なお、１次医療は日常的な軽度の医療のこと。３次医療は第２章にて後述。

謝されるし、票にもなる。そこで首長に「つくれ」と談判する。だが、辺地のようなところで村に診療所をつくる必要は十分にあるが、2〜3万人の人口の町で大病院（2次医療のできる病院）をつくっても、患者が来ないので病院は採算が合わない。

2次医療をこなせる病院はふつう300床以上の病床を持ち、専門科目が少なくとも10科目以上必要だが、こうした病院が採算に合うためには人口が30万人いなければならない。だから、人口数万人のところで2次医療ができる病院を標榜しても、意味がないのである。地方で医師不足を慢性的に起こしているのは、こうした町の「実力以上」の病院をつくったことも原因のひとつである。端的にいって、こういう病院がある限り医師不足は慢性的に起きるし、病院の赤字も慢性化する。

この問題はどう考えたらいいのか。まず人口30万人以上の都市なら、2次医療のできる病院を設立すればいい（実際には、こういう地域にはすでに立派な病院が大部分設立されている）。人口がそれほど多くない地域の首長は、診療所（または開業医）は絶対必要だが、2次医療のできるような病院はつくるべきではない。首長は近隣の2次医療のできる病院と自分の町との間の足の確保に心がけるべきである。マイクロバス（あるいは乗合バス）を定時に病院に向かわせ、往復するようなサービスをすべきである。決して無理をして病院をつくる必要はない。

議員にいわれて立派な病院をつくって住民に喜ばれるのは、せいぜい2年ぐらいである。そのうち病院の赤字が議会で問題になり、首長はその対策に走り回り、さらに医師不足が追い討ちをかけるという悪循環になる。この点は、ぜひ知っておかねばならないことだと思う。

◎統廃合病院減らした全社連――病院でさえ改善の余地

全国社会保険協会連合会（全社連、伊藤雅治理事長）という組織がある。協会けんぽ（全国健康保険協会。旧政府管掌健康保険）によって設置されている病院の連合体である。全国で52の病院を運営している。

この全社連運営の病院も数年前、ご多分にもれず経営改善を迫られた。経営改善のできない病院は当然統合か廃止ということになるわけだが、当初は統廃合の対象になるとみられた病院は10病院ぐらいであった。全社連をあげて積極的な経営改善、地域住民のための病院、医療事故をできるだけゼロに近づける運動、給与体系の一新、DPCへの参加、医療制度改革への対応等々、積極的に改革に取り組んだ結果、どうしても統廃合しなければならない病院は3～5病院程度に減らすことに成功した。

これを見てもわかるように、現代の病院には改善の余地がまだあるといえる反面、昨今の医療改革は病院経営にとっては非常にきびしく、倹約オン・パレードになり、経費の節減はまるで「乾いた雑巾をしぼって水分を出せ」というようなものだという。

DPC：診断群分類別包括評価（Diagnosis Procedure Combinationの略）従来の出来高払いの会計方式でなく、入院医療費を定額払いとする制度のこと。

また、病院経営で一番重要で困難かつ厄介なのは医師の採用である。大学の医局がいまのように崩壊過程に入っているときには、非常にむずかしい。

いずれにしても、このさい、それぞれの病院が地域の住民の眼からみても医師の眼からみても、魅力のある病院にならなければならない。そのためには病院側の努力・工夫が一段と要請される。

◎徒弟制度だった医師づくり――専門医のシステムにも問題

さきに触れたように、日本の医療は、明治以来、医学部の封建性というものによって支えられてきた。かつての「医師づくり」というのはまったくの徒弟制度で、大工などと大差はなかった。もっとも封建的といわれた「外科学」は、教えてもらうのでなく、見て覚えろという、「親方の技を盗め」という大工の制度とそれほどのちがいはなかった。医学教育の流れのなかで、多少の改革は行われたが、本質的には「教えてもらう」のではなく、自分で身につける以外に方法はなかった。

一方、大学医局のヒエラルキーのなかで、教授は地位を保つために、あらゆる権限を一手に握っていた。しかし、さすがにこの権限は少しずつ削がれていった。いま問題になっているのは、比較的大きな病院がある町で、そこで働く医師が医局から2～3年交代で派遣されている場合に、大学側が医師を引き揚げたケースである。

大学医局側にすれば「背に腹はかえられない」ということなのだろうが、大学病院が医師の卒業研修をするのにふさわしいところかどうかには疑問がある。そもそも医師を一人前に養成するのは、専門に片寄った大学病院より、患者のバラエティに富んでいる総合病院のほうが勉強になる。いろいろな種類の病気を持った患者が訪れるからである。

大学病院は一般の総合医をある程度こなせるようになって、それから専門医を目指す人が入局して、専門医としての腕を磨くところである。かつてのように、大学医学部を出て医師国家試験に合格したら直ちに大学の医局に入局して、以後専門医としての道を歩くようなシステムでは、もし専門医になれなかった人は救いがないし、その場合は人材損失にもなる。

◎医師不足は救急・麻酔・外科にも広がる

いま「医療の崩壊」といわれているもうひとつの問題は、大学の医局が地方の病院から医師を引き揚げたあとに残った医師が極端なオーバー・ワークになり、病院を辞めて開業医になる。そのため、病院は医師不足で閉鎖せざるを得ないという現象である。その影響が大きい診療科は、いまのところ小児科・産科だが、やがて他の科にも広がっていくのは火を見るよりも明らかであろう。

次は恐らく「救急」部門の医師が病院から脱落していくだろう。そうでなくても救急は、医師や医療従事者を数多く必要とする割には医療費が安いうえに、救急医の仕事はきつい。救急医の次には麻酔医の去就が問題になるだろう。麻酔医は数が少ないこともあるが、手術の際には必ず必要である。麻酔医は最近独立して単独で行動する傾向が出始めており、形が変わっていくことも考えられる。

その次には形成外科、整形外科を除いた外科系の医師が病院を辞めていくケースが増えるのではないか。一般的にいって外科系の医師の仕事はきつい、きけんだけでなく、「きたない」という医師が多い。3Kというようなことをいう医師はかつてはいなかった。それだけ時代が変わったのだといってしまえばそれまでだが、憂慮されるのは、こうして医師の専門制にアンバランスが出てくる危険性があり、現にその兆しが見えているということである。こうした点も医療の崩壊に拍車をかけるだろう。

厚労省が全国の病院と分娩取扱い診療所の必要医師数の調査結果をはじめて公表した（2010年9月30日）。

医療機関が足りないと考える医師の数は2・4万人で、いまよりも1・14倍必要であることがわかった。また、調査時に求人している医師数は1・8万人となった。

調査は6月1日現在。対象は全国の病院と分娩取扱い診療所。

◎都道府県や診療科目で格差――東北、リハビリ・救急が不足

現員医師数は16万7、063人（註参照）。

医療機関が求人している「必要求人医師数」は1万8、288人で、必要求人医師数と現員医師数の合計は現員医師数の1・11倍となる。

調査時点で求人していないが、医療機関が必要と考える必要非求人医師数を含めた「必要医師数」は2万4、033人。現員医師数と必要医師数の合計は現員医師数の1・14倍になる。

各都道府県とも医師が充足しているところはないが、東京や大阪など大都市に比べ、東北や山陰などの地方のほうがより不足している。

必要医師数では、倍率が高いのは岩手1・40倍、青森1・32倍、山梨1・29倍で、低いのは東京1・08倍、大阪1・09倍、埼玉・神奈川が1・10倍となった。

診療科別では、リハビリや救急で医師不足の状況が示された。

必要求人医師数で現員医師数に対する倍率が高いのは、リハビリ科1・23倍、救急科1・21倍、呼吸器内科・腎臓内科・神経内科が1・16倍で、低いのは美容外科・アレルギー科1・03倍、肛門外科・臨床検査科・形成外科・小児外科1・04倍。必要医師数は、リハビリ科1・29倍、救急科1・28倍、産科1・24倍が高く、形成外科1・07倍、美容外科・小児外科1・08倍が低い。

現員医師数等のデータ：厚生労働省「病院等における必要医師数実態調査」平成22年による。以下、この項のデータはすべておなじ。

求人理由で多かったのは、1.現員医師の負担軽減27・8％（入院・外来患者への対応）2.退職医師の補充17・5％　3.現員医師の負担軽減（日直・宿直が多い）16・2％。求人方法は、1.大学（医局等）へ依頼28・2％　2.インターネットへ掲載24・1％　3.民間業者へ委託19・0％で、都道府県への依頼は5％未満。

求人しているにもかかわらず医師が満たされない理由は、「求人している診療科医師の絶対数が県内（地域内）で少ない」38・0％、「大学の医師派遣機能が低下している」19・9％。

調査時点で医療機関の医師確保対策は「勤務手当等の処遇改善」「院内保育所の設置」「医師事務補助者の設置」が多い。実施していないが、行えば効果が高いと思うのは、「医師事務補助者の設置」「勤務手当等の処遇改善」「短時間正規雇用等弾力的な勤務形態の導入」が上位にあがった。

日本医師会が2008年に実施した抽出調査では、病院の医師は1・1倍必要という結果が出たが、ほぼ同様の数値となった。

2. イギリス・アメリカの医療と日本

◎世界先進国共通の課題——低成長下の社会保障の構築

この問題はアメリカは別として、ヨーロッパの先進諸国共通の課題でもある。どの国でも医療費の増大には頭を痛めており、社会保障費は国の財政を圧迫しているため改革したいと考えているが、イギリスを除いて、手をつけられないのである。

しかも、どの国でも高齢化が進行している。日本ほどの高齢化のスピードではなくても、高齢化が進めば当然のこととして老人医療費は増大する。それだけでなく、それを支えてくれる若者は増えない。その結果、保険財政は悪化する。この流れにどう対処するか、議論は百出しても名案はない。行きつく先は財源確保のための増税ということになる。

増税は一切行わず、歳出の節減で乗り切れといっても、病気になる人が減る名案はない。こういう複雑で厄介な問題を「予算を減らせば、それに応じて何とかなるだろう」といわんばかりの小泉内閣の施策は、日本の医療に致命的な打撃を与えてしまった。少しきびしい表現をすれば、無暴ともいえる施策で乗り切ろうとしたわけである。小泉さんは「乗り切ろう」という意識もなかったのかもしれない。彼の頭の中にあったのは「財政改革」の四文字だけで、財政改革さえ実現すれば、「経済は好転」「すべてよくなる」と思っていたのかもしれない。

たしかに、小泉内閣の5年半に日本経済はある程度の改革が行われて景気もよくなった。しかしその反面で、それとひきかえに、いろいろな問題を背負い込んだ。貧富の格差、大都市と地方の格差が表面に出てきたし、小泉内閣では成功者の象徴のようにみられ、時の自民党幹事長が「私の息子」と呼んだライブドアのホリエモンや村上ファンドが逮捕されるという一幕もあった。

これは小泉内閣が社会保障を政策の単なる一部分と軽視したことのリアクションでもある。社会保障は教育や科学・防衛などとおなじように、国の基盤を形成するもののひとつであることを小泉内閣は忘れたのではないかと私には思える。

◎ＮＨＳ予算に斬り込んだサッチャーの轍踏む小泉改革

社会保障とくに医療で、小泉内閣が犯した過ちと酷似した政策をして失敗したのがイギリスである。１９８０年代、イギリスはサッチャー・オン・パレードの時代だった。「鉄の宰相」といわれ、自分の主張から一歩も引かぬ姿勢は一世を風靡した。21世紀初頭の日本の「小泉ブーム」と似ている。

このサッチャーがイギリスの医療費に斬り込んだ。財政的にはＮＨＳ（National Health Service）の予算を削減した。周知のようにイギリスの医療の中核はＧＰ（general practitioner　家庭医）であり、全国民のファースト・エイドの医療をＧＰが受け持っている。

イギリスではＧＰの紹介があって病院にかかった場合には健康保険が使えるが、患者が直接病院や大学病院で受診したときは全額自己負担になる。ただ、紹介されても

NHS：イギリスの「国民保健サービス」。国営の医療サービス事業であり、公平なサービスを提供することを目的とし、利用料は無料。サービス内容には予防も含む。

直ちに大病院や大学病院で診療が受けられず、待たされる。これをウエイティング・リスト（待機入院患者）というが、待機期間が長いことへの国民の不満は大きかった。サッチャーはイギリスのＮＨＳの予算が大きいことに目をつけ、削減した。ＮＨＳはベバリッジが考案した世界に冠たるもので、イギリス労働党の看板でもあった。

イギリスの医療はＧＰが中核であり、日本やアメリカのように臓器別の専門医が必ずしも中心ではなかった。ＮＨＳによるＧＰ制度には不満や批判はあるものの、イギリス人の生活のなかに定着し、国民とＧＰとの人間関係も決して悪いものではなく、イギリスの医療の柱として機能していた。こういう「庶民の心情」のようなものを理解せず、サッチャーはただ財政面から大きな予算に斬り込んだ形になった。

１９９０年には医療費抑制策のリアクションとしてウエイティング・リストが急増して84万人に達した。また予算不足から年度末に閉鎖する病院も多く、社会問題化した。小泉改革とおなじで、財政面からだけ医療制度をいじったのでは、どうにもならなくなるのである。このことは、小泉改革はサッチャー改革失敗という「前車の轍」を踏んだものといえよう。

◎医療の根幹ＧＰ制度――専門医サービスを購入

しかし、サッチャーは自らの非に気づき、「プライマリヘルスケア改革」「ＮＨＳ改革白書」などを発表し、「ＮＨＳサービスおよびコミュニティケア法案」を成立させ、単に予算面だけでの制限をねらうことをやめた。これは１９４８年のＮＨＳ制度創立以来の大改革で、「競争原理の導入によって」医療費を増加させずにサービスの質の向上をはかっている。

サッチャーのあとに登場したメージャー首相も積極的に改革に努力し、ＧＰファンド・ホルダー制度を導入した。この制度は画期的なもので、ＧＰが専門医サービスを購入するというスキーム（公的計画）である。この改革の骨子は、１．一般医サービス　２．病院ならびに専門医サービス　３．管理機構の統合を柱にしている。

メージャー首相後、１９９７年のブレア政権の誕生は、ＮＨＳ創設50周年に当り、ＮＨＳの近代化計画である「ＮＨＳプラン」により新しいＮＨＳのリストラクチュアリングを打ち出し、欧州諸国よりも低い水準にあった医療費を引き上げるため、医療費対ＧＤＰを欧州平均並みの９％台まで引き上げることを目標として設定した。

こうしてイギリスは、医療の予算を削減するのでなく、逆に予算を投入した。イギリスは医療費のＧＤＰ対比はこの改革前には先進国のうちで最低（日本は最低から２番目）だったのが、改革後は日本を追い抜いた。現在では世界最低の医療費は日本である。成功したといわれるイギリスの改革案は、多少「ケガの功名」の面があるにしても、医療改革の在り方を示したといえるのではないかと私は思う。医療の根幹部分であるGP制度を強固なものにして、全体をまとめていくというスタイルのように思える。その意味では日本も医療の根幹部分を改革し、再構築すべきことを示唆している。

イギリスの改革をまとめると、大要次のようになる。

①保険医療サービスと社会サービスの共同化

保険医療サービスと社会サービスの予算を共同管理する。保健サービスの担当者は社会サービスの予算を、社会サービスの担当者は保健サービスの予算をそれぞれ管理できるようにし、一貫したケアを提供する。両方を一元的に管理する委員も選任する。

また保健活動範囲（HAZ）を設置する。HAZは地方自治体、民間企業、ボランティアなどをまとめ、地域の疾病対策を立てて重点的に医療資源を配分する。

②プライマリケア・グループの創設

サッチャー政権のあと労働党はGPファンド・ホルダーがサービス格差を生んだため、適切な医療サービスの供給を妨げたとして1997年までに廃止して、代わりにGPとコミュニティ看護師で構成されるPCG（Primary Care Group）を創設した。PCGは担当人口数に応じて配分される単一の予算を管理し、将来はその予算で薬剤費を含めた病院診療やコミュニティケア・サービスを購入する。最終的にはNHS総予算の90％に相当する350億ポンドを管理することになる。標準的なPCGは約50

人のGPが約10万人の地域住民のプライマリケアを担当することになる。PCGは4タイプが設立され、高いレベル（3と4）はグループが独立団体になる。

この改革はさきにも説明したように、かなりの予算を必要とした。しかし、サッチャーが行った当初の失敗への反省もあり、イギリスのNHSは立ち直ったと諸外国から認められている。日本も現在の医療の崩壊への道を食い止めるだけでなく、新しい「創造」を展開しなければならない。

◎アメリカの医療――自然治ゆか死か

ここで、現在のアメリカの医療について触れておきたい。アメリカの医療は社会保障関係者には批判的な人が多いが、経済学者やアメリカの大学に留学して経済を勉強した人の多くは好意的である。とくに小泉内閣時代からの経済財政諮問会議のメンバーには、アメリカの医療に賛成の人が多いとされている。

アメリカの医療がいいと信じている人のなかには、医療と医学の区別のついていない人もいる。たとえばノーベル医学・生理学賞の受賞者は世界でアメリカ人が圧倒的に多い。そういう学者が輩出する国だから医療もいいにちがいないといった考えの人たちがいる。あるいは、すべてアメリカ一辺倒で、何でもアメリカが世界一と思っている一群の人たちのなかにはアメリカの医療がいいと思っている人が多い。

財界には、アメリカで自分自身が医療を受けてよかったと思っている人が散見される。これらの人たちは、法外な医療費を払ったか、高い掛金の民間保険に加入していたかで、高額な（日本人からみると法外と思える）医療費を支払った人に限られている。

アメリカは周知のように、老人と障害者などが加入しているもの（メディケア）を除くと国の健康保険はない。多くのアメリカ人は民間保険に加入している。しかし、貧しいために民間保険に加入できない人も多く、全米で現在4、700万人もいる。総人口の4分の1近い人が何の保険にも加入していない。これらの人たちは重病になったら「自然治ゆ」を期待するか、死ぬかのどちらかしかない。

◎保険会社が健保導入を阻止――世界一の医学、金次第の医療

このようにアメリカでは、何の保険にも入っていない人が病気になっても医療費が高すぎて払えないし、支払能力のない人は病院で治療してもらえない。それだけではない。少しぐらい金を持っている人が民間保険に加入しても、低い掛金の保険に加入していると、病院を選ぶのは患者ではなくて保険会社のほうである。高い掛金の保険に加入していないときには「いい病院」には入れない。

こういう例がある。がんの末期の患者が専門病院に入院したいと保険会社に申し出

た。がん病院では末期でも高額の薬剤を投与するので高くつく。保険会社はそれを支払い切れない。そこで、せいぜい3週間ぐらいしか寿命が持たないといわれる「ホスピス」にならら斡旋するという。ホスピスでは痛みを抑えるために麻薬を連続して投与する（これは医学的には正しい）ので、欧米の場合、寿命は短い（日本のホスピスは平均1年ぐらい生存している）。

こうした事態に対してアメリカでは、民主党がはやくから国の健康保険を導入するよう運動してきた。そのチャンピオンがヒラリー・クリントンである。ヒラリーはクリントン大統領の時代に健康保険の設立を提案したが実現しなかった。ヒラリーが提案した国の健康保険の内容は日本でいう国民健康保険で、自己負担は全員5割、しかもヘルス事業などは一切行わず、疾病保険だけを扱うというものだった。それでもアメリカの生命保険会社のロビイストが暗躍して、法案化するのを阻止した。アメリカというのはそういう国なのである。

私自身が経験したことだが、かつてアメリカで「心臓移植を3回経験した人と会ってみないか」とアメリカのドクターにいわれたことがある。私は「なぜその人に会うのですか」と尋ねたら、「その人の話を聞いたらアメリカという国がよくわかる」という。つまり、金さえあれば、アメリカでは6千万円あれば3人から心臓の提供を受けることができる（一人2、000万円）が、金がないと長く生きることもできないというわけである。

私はもちろんその申し出を断わった。アメリカという国はいずれにしても「金次第」であることぐらいわかっていたし、そのことを確認したところで別に得にはならないからである。

私は心臓移植については、いまだに釈然としていない。私も「脳死臨調」の委員として１０２時間の議論に参加し、「限りなく反対に近い賛成」という微妙な立場で賛成した。私は脳死と死が同一のものとはどうしても思えない。ただ、私が賛成したのは、生まれつきの高度の心臓障害で移植以外に生きていく方法のない患者がいるが、これらの人に移植のチャンスは与えられてしかるべきではないかと思ったからである。しかし、不摂生な生活をしていて心臓が悪くなった人に、他人の心臓を提供しろというのは理屈に合わないといまでも思っている。アメリカでは、これらはすべて金次第なのである。

端的にいうと、アメリカの医学のレベルは世界一であり、個々の医学の技術も恐らくほとんどの分野で世界一だろう。しかし、アメリカの国民はこの恩恵を受けていない人が多い。驚くほどの金持ち以外は世界一のアメリカ医学の恩恵を受けていないといっても過言ではない。

私がいいたいのは、それぞれの国の医学のすぐれた技術は、国家のものでもなく、また医師個人のものでもない。それは国民のものであるということだ。ここのところが、アメリカの考え方はややちがうようである。それはアメリカの制度がそうさせている面もある。一握りの富裕階級だけがアメリカの全知的財産の恩恵を受けることができるが、ふつうのアメリカ人は三流の生活、三流の医療しか受けられない。

アメリカ合衆国というのは、自由を追い求めて世界から集まった民族の集合体であるはずである。星条旗とはそもそもそういうものではないのか。あまりにも格差がありすぎるように思えてならない。二〇一一年現在ではアメリカはオバマ大統領が苦労の末、健康保険を導入した。しかし、ロビイストによって換骨脱胎されて名ばかりのものが成立したが、依然として保険会社がアメリカ医療を制している。

◎国民の負担もいちど減らすと増やせない

アメリカはともかくとして、ヨーロッパの先進国はいずれも「新しい社会保障の構築」に悩んでいる。問題は決して簡単ではない。社会保障の歴史は浅い。せいぜい第2次世界大戦後である。ノウ・ハウもそう多いとはいえない。それに社会保障は、その国の人口、財政規模、政治体制によって大きく左右される。早い話、日本のように自由民主党という保守政党が社会保障を積極的に推進した国もあれば、ヨーロッパ各国のように労働党が政権をとると社会保障は進展するが、保守党になると停滞するというくり返しの国もあり、様々である。

「社会保障は大きい国ではできない」という根強い意見がある。経済が強くなっても大国では社会保障への投資によって経済の根幹に影響を与える危険性がある。また社会保障は、いちど始めると恒常的に続けないと意味がないともいえる。たとえば、経済が急成長した中国やインドなどでは、社会保障の社の字も出ていない。それどころか現在、社会保障王国といわれている国でも、いつまで続けられるかというのがテーマになったりする。北欧やヨーロッパの小国のような国は、比較的社会保障がやりやすいと思われている。

では、日本のような中位の人口の国はどうだろう。少なくとも北欧などに比べるとむずかしい点はあるが、一方で「社会保障はいちど始めるとやめるわけにはいかない」という「鉄則」に近いようなものがある。これは社会保障についてだけではなく、政治の世界で国民の負担をいちど減らすと、増やそうとするときには大変なエネルギーが必要となる。

かつて革新知事といわれた都の美濃部亮吉氏が老人医療を無料化したことがある。その直後に高度経済成長が止まって続行不可能になり、自己負担を復活しようとしたが、厚生省（当時）はその復活に10年近い歳月がかかっている。つまり、国民にとっていちど楽な生活を経験すると、再びつらい生活に戻すのは大変だということなのである。

現行の医療制度が完璧だという国はない。どの国も欠陥を抱えながら、何とかやっているというのが大部分だろう。

日本もご多聞にもれない。健康保険ひとつをとっても、多くの欠点を持っている。しかし、「抜本改正」するというのは掛け声だけで、第一、何を「本」として何を「抜く」のかもはっきりしない。日本の医療もここまでくれば、このさい、イギリスのNHSのように大幅な改革に挑むことは必要であるが、財政削減のためだけに国民の負担増を求めるという改革では、四面楚歌になるのも当然である。

3．医療危機を脱するための処方箋

◎アクセスのよさで大学病院へ外来患者が殺到

完璧な制度というのは、どこの社会にもないと思うが、非常によくできた制度でも半世紀もたてば制度疲労と称する状態になりやすい。社会保障制度というのは、諸外国の例をみても十分に考えて法律をつくったというより、どちらかといえば急いでつくって施行したという感じが強い。

日本の場合、国民皆保険・皆年金を昭和33年から3年間かけて検討して施行したという記録が残っているが、法律施行のいきさつからみて、当初は国民皆年金をねらって実施しようとしたが、皆保険のほうが途中から出てきて、やや急いでつくられた形跡もある。

もちろん、健康保険そのものは昭和2年に誕生しており、歴史的には決して短いとはいえないにしても、皆保険を達成したのは、社会保険に加入していない人はすべて国民健康保険に加入させるという、やや乱暴な方法だった。それでいて、こうした国民生活に関係の深い法律の改正は容易ではない。利害関係が錯綜するし、関係審議会や国会でもめることも多い。

このため、いちどできた法律の骨格はなかなか改められないので、旧態依然たるものも多い。抜本改正というのも掛け声だけで、竜頭蛇尾に終わる。日本の医療制度も、2年に1回改定される診療報酬点数表のようなものを除けば、改正されることは少ない。とくに制度の根幹を変更するようなことは滅多にない。

日本の医療制度の特徴として皆保険以来、「医療へのアクセスがいい」、具体的には「どこでも、いつでも、誰でもが医者にかかれる医療」といわれてきた。この話を聞いたヨーロッパ先進国には、「日本は医者を飼っているのか」と驚く人もいる。日本でもこれは行き過ぎだという意見もあったが、無視され続けてきた。

この結果、大学病院は外来患者でふくれ上がる。

しかし最近になって、いまの日本の医療で最も大きな問題点は、保険証一枚で無条件にどの医療機関でも受診できるということにあるとする識者の意見が聞かれるようになり、この点に気づいた人も増えている。

◎医療費の無駄排除へ——総合医の育成が第一歩

医療危機に直面して、医療改革はまず無駄の排除を考えるべきである。この観点からみて、日本の医療の場合、たいした病気でもないのに大学病院の外来に行く患者が多く、それが制度的にも認められ、しかも健康保険が負担しているのは二重の無駄だといえる。

この問題の解決は簡単ではない。制度をいじって総合医（家庭医）を新しく設けて、それを健康保険で評価するだけでできるものではない。

もともと日本にはイギリスのＧＰ（general practitioner）のような医師の養成コースもないし、旧来の大学医局の出身者には「中途半端な専門医」でしかない医師もいる。各地で修練を重ねた結果、ＧＰとして十分通用する医師になった人もいるが、多くの開業医は総合医としての腕を備えていない。ＧＰとしての一人前の腕を磨くには、日本医師会のようなところで養成しなければならない。

ＧＰとしての実力となると評価もむずかしいが、ヨーロッパではふつう訪れた患者の９割を自分の診療所でこなすことができ、残りの１割は大病院や大学病院に的確に紹介するので、その選別の能力も備えていなければならない。

一人前のGPになるためには、大学医学部を卒業して5年～10年ぐらいかかるとされている。日本でもおそまきながら数年前から医学部を卒業して医師国家試験に合格しても、内科、外科、小児科、産婦人科、救急、公衆衛生などの修練を2年間受けないと開業できないし、医局にも入局できないように制度が変更された。

このため、新しい医師は一定の訓練を受けねばならなくなったので、事情も大部変わったが、いままでに開業している、いわゆる「かかりつけ医」はこうした訓練を受けていない人も多く、「再教育」が重要な問題となっている。しかし、ここを突破するのが改革の第一歩だという点は徐々に理解されつつある。

◎健康寿命を伸ばすために糖尿病の境界領域の人を重視

「医療費を減らす」のは、いうのは易しいが、実際にはむずかしい。とくに日本は高齢化が急速に進み平均寿命が長いので、高齢者の人口に占める比率は高まり、いきおい老人がいくつもの病気を抱えて医療費も嵩む。これを防ぐには、健康寿命を延長する以外に方法がない。健康寿命は平均寿命とはちがう。平均寿命はゼロ歳の平均余命のことで、健康か病気かは関係なく生きている年数を表わしている。これに対して健康寿命は、認知症などがなく、身体的には自分のことが自分でできる状態が何歳までかを示したものである。

いまのところ健康寿命は日本は世界一であり、健康寿命を伸ばすことは本人にとって幸福であるのはもちろん、医療費の節減にもなる。しかし日本の場合、画期的なことがないと現在以上に健康寿命を伸ばすのはむずかしい。

画期的ということで考えられるのは、厚労省が実施している糖尿病対策である。日本の現在の糖尿病患者は潜在疾病を入れると2､210万人もいる。実際の糖尿病患者はその半分弱ぐらいだが、糖尿病対策は、現在潜在患者とみられている人たちを糖尿病にしないという方法以外にない。

糖尿病の用語に境界領域というのがある。医学的にいうと、75㎎のブドウ糖を飲んで、2時間後の血糖値が140㎎／dlから199㎎／dlまでの人を指している（200㎎以上は糖尿病）。

境界領域の人は放置すればほとんどまちがいなく糖尿病患者になる。ところが、この境界領域の人をみつけて、食事と運動によるコントロールを実施すると、糖尿病への移行はなく、現状を維持したり健康な方向にもどることが世界の3～4カ所の研究でわかった。実験国のひとつでリーダーの役割を果したのがフィンランドで､「フィンランド方式」と呼んでいる。

日本でもプランをつくり、実施に乗り出そうとしている。ただ、その途中で、糖尿病だけでなく「メタボリックシンドローム」まで範囲を広げ、さらに大きく展開しようとしている。しかし、糖尿病の範囲だと明らかにフィンランドなどの成果もあり、大いに期待されていたが、範囲を広げたメタボリック症候群についての日本が決めた規定は、あまりにもシビアすぎて、逆に病人をつくることになると警告する学者も多い。

◎糖尿病対策の医療費節減効果――監視・コントロールむずかしい

糖尿病の境界領域の問題だけを施策に乗せていたら効果も出るものと思われるが、メタボリックシンドロームも一緒にしたため、かえって混乱している。しかし、この考え方そのものは医療費を減らすことのできる有力な方法であることはまちがいない。それというのも、糖尿病（Ⅱ型）はかつては「細い血管の病気」として、網膜症や腎症を警戒するように患者は指導された。しかし、いまはちがう。糖尿病は細い血管だけでなく、太い血管も侵すことがわかってきた。

現在Ⅱ型の糖尿病は、極論すると心臓血管系の病気の血管に強く関与しており、生活習慣病の最大の敵は糖尿病だということになった。

ちなみに、かつての細い血管だけに糖尿病が影響しているというせまい範囲の医療費は推定約2兆円だった。このうち1兆2千億円が糖尿病による人工透析料金で、糖尿病の検査・治療（薬剤とインスリン）費を合わせても8、000億円だった。

しかし、糖尿病が心臓血管系の病気の大半に影響するものとすると、日本の総医療費33兆円の2割以上の額になるという推測もある。もちろん、この糖尿病の医療費に対する寄与率の計算は単純なものではない。心臓血管系医療費のなかには外科的治療やカテーテルの検査もあるし、心臓病の薬剤費もある。一概に糖尿病がすべてに関与しているというわけにはいかない。それにしても、糖尿病の影響は想像以上に大きい。

こうした糖尿病のケースからもある程度の想像がつくように、医療費を減らすという「打ち出の小槌」はそう簡単にはみつからないし、大変なことである。たしかに理屈のうえでは、糖尿病の境界領域の問題は、医療費節減に大きく寄与しそうに見える。しかし実際には、まず境界領域の人をみつけるためにはかなり大々的な検診をする必要があるし、境界領域の人は毎年監視していかなければならない。そして、境界線をこえて糖尿病の領域に入らないようにコントロールすることがまた大変で、特定の訓練された集団でない限り、なかなかむずかしいだろう。

公衆衛生対策は細かい点は別として、重要なのは「予算」である。効果がすぐには出ない対策であるから、財源はどこにあって、どれだけ予算として計上できるのかということが大きな問題である。

◎負担すべき医療費説明し国民の同意求めよ

日本の国民医療費は、年間約33兆円である。このなかに無駄と考えられるものがあれば排除する。そして、ギリギリにスリムにした医療費は、結局のところ国民が負担しなければならない。その負担の配分も厄介な問題が付きまとうが、最も重要なことは、最終的に負担すべき医療費の量と質を国民にしっかりと説明し、同意を得ることである。この同意のためには国民投票のできる道を開くべきだと考える。これは医療制度改革の「大前提」のようなもので、国民医療費をいくらにし、このうち国がどれだけ負担するのか、基礎数字からきちんと明確に提示して、国民のコンセンサスを求めるようにする必要がある。

このようにいうと、いかにも「まず財政ありき」という印象を与えるかもしれないが、財政は必要な経費の合計であって、必要な経費をひとつずつ決めていくうえで国民医療費が重要なのである。医療費は具体的な人件費や物件費のようなものの積み重ねの部分も大きいが、最もウエイトが高いと思われるのは単なる実績ではなく、将来の「考え方」であろう。新しい医療制度をどう構築するかは、かかってその「考え方」にある。

この点を決定するのは、恐らく「何を保障し、何を保障しなくてもいいか」ということに帰するのではなかろうか。これはきわめて重要であるだけでなく、慎重に考えねばならない。「何を保障するか」の裏返しが「何を保障しないか」になるのだと単純に考えがちだが、必ずしもそうではない。社会保障の基本思想というのは「救貧の思想」だと思う。そうである以上、軽い病気より重い病気を救うべきだということには誰でも賛成する。現行の健康保険もそうなっている。

◎軽医療の自己負担は賛否両論——人工透析とイギリスの例

ところで、医療費を節減するために重病はきちんと保障するが、軽医療であるカゼひき・腹痛・二日酔い・切り傷といったものは本人に負担してもらったらどうかという意見が昔からある。

この軽医療の自己負担は合理的なように思えるのだが、医師の間には反対論が強い。軽医療を自己負担にすると、軽い症状のときには医師のところへ患者が行かなくなる。医師のところへ行くのは重症になってからなので、医療費は軽いうちに払っておいたほうが安くつくという理屈だ。この意見には反論もある。「軽医療といわれるものは、大体が放置していても自然治ゆするのが大部分である。それに人間にも独特の勘のようなものが備わっていて、『これは重病だ』と感じることは軽い状態のときでもあるものだ」というのである。

どちらに軍配を上げるにしても、いかなる場合も健康保険の適用を受けられることがいいのに決まっている。しかし現在、「医療費が高すぎるので自己負担は必要である」「背に腹はかえられない」といった意見が根強くあることもたしかである。

この点についていつも思い浮かべるのは、イギリスやドイツでは60歳をすぎた人の人工透析は健康保険の適用から除外されていることである。私自身、30数年前だが社会保険審議会で初めて人工透析料を健保適用にするのに汗をかいた経験がある。人工透析料は当時とてつもなく高く、1回4万5、000円もしていた。これを週3回、月12～13回もすると、1カ月に数十万円もかかる。人工透析のことは当時「金の切れ目が命の切れ目」とさえいわれ、事実、自殺した人もいた。その後、3分の1ぐらいの透析料に下げられたが、それでも年間2百数十万円程度になる。

◎病院をオープンにして高齢者は開業医が看取る

日本の場合、真剣に考えねばならないのは、75歳以上の後期高齢者の処遇である。2008年4月から別建ての制度とし、1割の高齢者保険料、5割の公費負担、残り4割は現役世代から支援する。医療費の支払方式にも問題があるが、重要なのは後期高齢者を医療の世界でどう扱うのかである。たとえば新聞などでは80歳をすぎた人が肝臓がんの手術をした話が報道され、執刀医が得々としゃべっている記事を散見する。しかし新聞の悪い癖で、この老人がその後何年生きていたかが報道されたことはほとんどない。

　私がいいたいのは、後期高齢者を若い人とおなじようにいまの臓器別の専門医中心の医療に投げ込んで、回復の見込みはそう大きくない大手術をして苦痛に耐えさせねばならないのかということだ。

　人間は平均寿命を通過した時点で、いままでの人生観と変わることも多い。何が何でも生き伸びようという人生観から、残された日々を静かに生きようという人生観に変わるのである。少なくとも40、50歳代の生活習慣病治療とおなじことをするのでは、「後期高齢者」と銘打って新しい制度までつくった意味を問われるのではないか。

　ただ、この問題は厚労省だけの問題ではあるまい。後期高齢者自身が考えなくてはならない問題である。ときどき地方にすぐれた総合医がいて、老人たちの世話をしている。老人たちはその先生に看取ってもらうことを念願としている。こういう開業医に対して市町村の病院は、病床を提供してオープン病院のようにし、患者はその先生に最期を看てもらうというような形は、社会が進歩しても残るものではないだろうか。

　80歳をすぎて、内臓の大半を摘出し経管栄養にして、まだ生きていくことを希望する後期高齢者は実際にいるのだろうか。新しい医療制度の構築には、新しい考え方を盛らねばならない。

第2章　消費税を上げる前に

1．公費抑制より医療の無駄排除を

◎なし崩し的増税を恐れる

いまの政治のありようから、その先をみると、問題の消費税は「なし崩し的」に実現するのではないかと恐れる。本来、増税というのは、理由の如何に拘らず、「内閣がひとつつぶれる」といわれるほど峻厳なものとされている。それが、「なあなあ」の感じで実現しそうなのは問題だと思う。とくに、税金を払う国民のほうがなんとなく「あきらめ気分」で、社会保障の財源論は深まらないまま増税の方向へ流されていく懸念がある。

いまの政府のやり方をみていると、消費税導入の最低条件である「目的税化」も、結局は財務省にいいくるめられて一般税のようになる可能性がある。

日本の消費税導入をみていると、政府は増税するまでは終始低姿勢だけれども、増税に成功すると手の平を返したような振る舞いをする。政治家や役人に対して国民の信頼がないのは、こういうことも大きな理由にあげられるだろう。

小泉内閣の過ちは、医療費が増えることは国の財政を圧迫し予算の赤字要因になるとして、単純に医療費をカットしたところにある。ねらいは医療費の公費負担の抑制であった。これではアメリカのように、国が関与している医療保険はやめたほうがいいということにもなりかねない。

公費抑制をいう前に、「医療の無駄」をきっちり調査して、その排除に取り組むべきであろう。

◎財政だけの政治がめだつ

「医療の無駄」という場合、「無駄に医療費が使われている」という意味で考える人が多いが、医療費とは関係のない無駄もある。たとえば、「医学博士の問題」が話題になる。本格的な学者を志望していない人が学位をとってもあまり意味がないし、そのために時間をかけ審査員への謝礼をするなどというのはまったく無駄以外の何ものでもない。こうした無駄は医療界には結構いろいろと存在していると思うが、これを取り上げるとキリがない。やはり医療費という金の出費を対象に考えざるを得ないだろう。

端的にいって小泉内閣が医療費の削減を打ち出すさいに、まず医療費の無駄を徹底的に議論するところから始めていたら、医療の崩壊につながるようなことにはならなかったろうし、国民が小泉行政を厳しく批判することもなかったのではないか。いずれにしても、まず医療費の無駄を排除することに手をつけ、それでも医療保障財源が不足するのであれば消費税を上げるという順番にすべきである。「まず消費税10％ありき」では政治とはいえない。

ところでいまの政治は、あまりにも財政中心である。財政ははっきりみえる点があるためにそうなるのかもしれないが、政治家でのし上がっていく人には財政通が多い。しかし、政治は表面の財政が大切なのではなく、実質ともいえる政策が重要なのである。財政だけの政治というのは、裸の上にコートを羽織っているようなものである。

どうも現代は、日本だけではないが、財政や金融が幅をきかせすぎるように思える。「仏つくって魂入れず」という言葉があるが、日本の政治は、赤字国家であるせいか、財政にとらわれすぎて、中身がない。

2. 医師不足の根本問題

◎悠長な医学部定員増

消費税を上げて医療費の財源に投入すること自体はやむを得ないとしても、消費税を上げるための論理は明確でなければならない。赤字をたれ流しているので補填するというのでは、誰も納得しない。このさい、とくに考えねばならないのは、日本の医療そのものが、大きな変革期を迎えているということである。消費税を上げる前に、医療費の無駄の排除とともに、この点を認識して医療政策を展開するのでなければ、うまくいくはずがない。それは必ずしも金の問題ではなく、考え方の問題である。

たとえば医師不足の問題でいえば、政府や一部の学者はOECDの統計を示して、日本の医師は欧米に比べて少ないから増やすべきだと主張する。その結果、医学部定員を一大学20人ばかり増やすことにした。しかし、これはほとんど役に立たないだろう。

大学医学部に入学して卒業するまで6年かかる。医師国家試験に合格してから2年間は各科をローテートしなければならないので、今年の医学部定員を増やしても実際の戦力になるのは8年後である。こんな悠長なことをしていて、間に合うはずがない。文科省は素人でもわかることを、どう考えているのだろうか。

医師不足の根本的な問題は、旧態依然たる大学医学部にある。そこでは教授候補としての論文づくりの研修や、臨床医としてはきわめて範囲のせまい医師（これを専門医といっている）の養成はできたとしても、「総合医」の養成はできない。つまり、大学病院にやってくる患者は主として臨床教授が専門とする病気の患者だけで、バラエティはまったくない。

多くの患者を診て一人前の医師に成長するためには、大学病院で研修してもうまくいかない。なりたての若い医師連中はとっくにそのことを見抜いていて、卒後2年間の研修を大学病院ではなく、総合病院でする傾向が顕著になっている。このため大学病院は、医局員が減った分を補充するため、派遣していた市町村の病院から医師を引き戻している。その結果、自治体病院を中心に医師不足からくる医療崩壊が起きているのが現状である。

◎大学医局側の唯我独尊

これに対して大学病院側では、「厚労省が卒後2年間の研修を課したために、大学医局が困るようになった。このような法律は改正して元に戻せ」と主張している。これこそ本末転倒の話である。

つまり、いまの大学医局のように細分化され、専門に特定された患者しか来ないところでは、医師としての基本教育はできない。そこで医学生たちが修練の場として総合病院を選んだのは当然の話であり、歴史の必然のようなものである。それを政策が悪いというのは、大学医局側の唯我独尊ではないか。こうした問題を根本的に考えないと医師不足は解決しない。

医師不足対策は、基本的な考え方が確立していないのも問題である。最も重要なのは、不足している医師は医療のどの分野を担当している医師で、これらの医師の養成はどのように行われ、不足を解消するためには具体的にどういうことをすればよいのかの対策が何も立っていないことである。早い話が、不足している医師の給料をいくらにすれば職場に留まってくれるかの調査さえない。現在のところは小児科、産科、救急、麻酔科の医師が不足しているが、ほかに外科系の医師も不足になりかねない。医師自身が３Ｋ（きつい、きたない、きけん）を嫌うという、いままではみられなかった考え方に傾いている。

女性医師の増加が医師不足にどうからんでいるかも、このさい考えてみるべきである。こうした基本的な問題を放置しておいたら、医師の大半が形成外科、整形外科、皮膚科、眼科などになってしまう恐れもある。職業選択の自由は尊重されなければならないが、不足する分野の医師を増やすような政策誘導も必要ではないか。こうしたことに医療費を上手に使うことも行政の要諦であろう。

医師の仕事と対価についても考える必要がある。現在は医師の仕事の内容によって賃金に差をつけている例は少ない。ただ、医療保険の適用を受けない形成外科のような診療科は医療費そのものが高額なため、賃金も高くなっているケースはある。しかし、労働がきつい、労働時間が長いとされる救急、小児科、産科等については、賃金にある程度の差があるのはやむを得ないと思う。

そしてむずかしい問題だが、絶対必要な救急、小児科、産科等の職種別の医師の養成は別途考えるべきであろう。成り行きに任せて、医師の自由意思だけに頼ると、職種によっては医師が確保できない分野も出てくる。

◎忙しすぎる医師の労働軽減

「忙しすぎる医師」の毎日の生活をみると、少し改革してもいいと思われる点もある。日本の産科、小児科、救急などの医師は、世界で一番忙しいかもしれない。それというのも、日本の医師は自分ひとりですべての仕事を抱え込んでいるからである。たとえば、証明書の類いを医師が書くのは日本だけではないだろうか。どこの国でも医師にはメディカル・セクレタリー（医療秘書）が必ず付いている。欧米はカルテも書かない医師が多い。症状や治療のポイントを医師は口頭で秘書に告げる。秘書はそれをレポートにまとめて、カルテができあがるという形が多い。この秘書を付けるだけで、医師の労働はかなり軽減される。

また、静脈注射のようなものは、ナースがするようにしたらどうだろう。医師の労働の軽減になるだけではない、実際に静注は医師よりナースのほうが上手である。大病院の検査室で採血しているのは臨床検査技師だが、実に上手に採血する。

大病院の外来受付には「ガイド」といわれる人が座っている病院が多い。この方式は戦後、スウェーデンで考案されたものだが、ベテランのナースがやっている。外来の患者がどの科に行っていいかわからないのを、うまくガイドする仕事をしている。

スウェーデンは病院中心主義の時代（1930〜1975年頃まで）が長く、総合医がイギリスやデンマーク、オランダのように発達していないため、大病院に「ガイド」が必要なわけだが、当初はこの仕事を医師が担当してはという意見もあった。しかし、大病院の専門医よりもナースのほうが一般的に幅広い知識を持ち、人当たりもいいということで成功した例といわれている。

◎リーダーの医師が総合判断

日本の医療は明治以来、医師中心で発展してきた。その姿は、かつての中等野球のように、どのチームもピッチャーが4番バッターで投打の中心となるワン・マン体制だったのと似ている。

明治時代から終戦頃までの医療なら、医師ひとりが頑張ることによってなんとかなったかもしれない。しかし、発達著しい医療は、チーム・ワークで行う機会が増えている。何人もの医師が協力して行う大手術のようなものもあるが、むしろ医師と、コ・メディカルといわれる医師以外の医療従事者との協力によって行われる医療が増えている。医師はそういうチームのリーダーの役割を果たすようになりつつある。

たとえば、ナースや助産師にもっと権限を委譲してもいいと思われるし、それによって医師は「総合判断」のような、医師でないとできない仕事のウエイトを重視すべきではないかと思う。いまのような忙しすぎる医師を見ていると、医師にとってもっとも重要な「考える」という仕事の時間があるのか心配になる。

くり返しになるが、医師がルーチン・ワークとして行っているかなりの部分を他の医療従事者に移譲することによって、医師は総合的判断のようなものに力を割き、充実した仕事ができるようになるのではなかろうか。

◎小児の夜間救急は昼間に

医療は、患者と医師と医療従事者全体が参加して行うものである。

こういう例がある。九州のある地域に小児科の医師がふたりいた。近頃よくある例で、うちひとりが大学医局に呼び戻され、残った小児科医がひとりで頑張った。しかし夜勤もきつく、とうとう音をあげて病院を辞め、開業医になることを決めた。だが、この医師に辞められると、病院の小児科は廃止せざるを得なくなる。そこで住民のうち主婦たちが中心になって、病院を辞めないようこの医師に懇願した。そのさい主婦たちも、よほどのことがない限りできるだけ夜間救急には行かず、昼間に病院に行くことをこの医師に約束した。

すると、夜間の小児救急患者は激減し、かつて医師ふたりでやっていたときの1割台に下がった。これに力を得て医師も辞職することはなく、いまも病院で働いている。「本当に必要な救急患者は全体の2割ぐらいだ」と救急の専門医はいう。この九州の例をみてもわかるように、現在の各病院の夜間の救急には、昼間に診てもらえばいいものもあるといわれる。国民の側もよく考えねばならない点であろう。

3. 自治体病院はなぜ赤字になるのか

◎2次医療病院には人口30万人が必要

日本の病院の経営状態をみてとくに悪いのは、国立病院と自治体病院である。国立病院のなかには、もともと不採算部門で、高度の技術と施設を要求されて国立でないと運営できない、いわば「赤字覚悟」のような病院が若干ある。しかし、赤字病院には、「親方日の丸」の意識にどっぷりつかっていて、統廃合をする以外にどうにもならないものも多い。これらは十数年前から見直しと統廃合が進んでいるが、依然として全体は赤字傾向である。

この点はさきにもちょっと触れたが、日本の病院でもっとも厳しい状況にあるのは自治体病院である。総務省の調べによると、自治体病院の8割は赤字である。

自治体病院の場合、赤字をだしてもある程度は自治体の一般会計から相当額（一定していない）が病院特別会計に支出されているが、それでも赤字である。勤務医が大学医局に引き揚げられたので医師不足になり、病院を閉めたという自治体病院もある。健全経営にすることがほとんど望めない自治体病院もある。すぐれた自治体病院もある程度存在しているが、それは古くからの歴史と伝統のある地方の中核病院である。

戦後誕生した自治体病院、とくに人口が数万人にも達しない市町村に設置された自治体病院の大半は経営的にピンチに陥っている。その理由は、もともと成り立たない地域に大きな病院を設置したからである。

それも小型の病院ではなくて、2次医療ができる300床前後のものである。

しかし、それだけの病院を運営するためには、人口30万人が必要である。30万人の人口というのは医療ではひとつの単位であり、保健所もひとつ必要になる。この規模の地域では、文化会館やコンサートホールなどいろいろな施設の運営が可能になる。

◎病院よりは総合医のいる診療所を

私は人口5万人以下の町には病院は必要ないと思う。代わりにしっかりした総合医のいる診療所が公的・民間を問わず絶対に必要である。この診療所で患者の9割は対応できるはずだし、残りの1割は、その総合医が専門医のいる2次医療の病院（または3次医療の大学病院等）に紹介すればいい。

人口数万人の市町村で必要なのは、高齢化に備えた特別養護老人ホームや老健施設

3次医療：主に高度な医療であり、先進的な技術や特殊な医療機器を必要とするもの、発生頻度が低い疾病に関するもの、救急医療でとくに専門性の高いもの。

である。

自治体病院についてひとこと付け加えたい。日本は自由が全面的に認められていて、規制は比較的少ない。しかし、自治体が自分たちの意志だけで病院をつくるということでいいのだろうか。がんじがらめの規制はよくないが、病院のような公共性の高いものをつくるには何らかの制約、ルールがあってもいいのではないか。

4. 医師づくりをどこで行うのか

◎ドイツ医学の短所を増幅

日本の医療システムは、時代の変化に対応していないという重大な欠陥を内包しているように思う。この点は政府や関係者もこれまであまり真剣に考えてこなかったし、政治のテーマとして取り上げようという視点も弱く、厚労省内で問題点として提示されたこともほとんどなかった。

私は大別して2つの問題点をあげたい。ひとつは医学部の医局制度や医師づくりであり、もうひとつは社会構造の変化、具体的には高齢化の進展、雇用構造の変動、自治体の弱体化などへの対応である。極端にいえば明治以来、日本の医療保障はたいして変っていないともいえそうだ。

医局制度とか医学部の封建性といわれるものの端緒は、明治7年の太政官布告である。ここで日本は、それまで採用してきた漢方に代わってドイツ医学の採用を決めた。これによって東方医学校（東大医学部の前身）は、ドイツ人医師によりドイツ語で医学教育が行われた。新しく建設された東大医学部の建物はミュンヘン大学医学部と酷似していただけでなく、その中身もドイツ医学の長所と短所を合わせて「輸入」され、むしろその短所が増幅して日本に受け継がれた面が多い。

当時、ドイツ医学は世界のトップで、アメリカが追いつくのは第2次世界大戦中である。戦後は日本の医学もドイツ色からアメリカ色に塗り変えられた。しかし、医学の根幹にかかわる制度は、戦後も変わることなく連綿と続いた。

◎医局制度にもヒビ

医学部の封建性の打破を試みたのは昭和40年代前半の全共闘の闘争だったが、すさまじかった割には改革された点は少なかった。この闘争で東大安田講堂に立てこもった全共闘の今井《いまい》澄《きよし》（後に諏訪中央病院長、参院議員）は生前、私に「全力をあげて戦った結果があの程度かと思うと私の人生も淋しい」と語っていた。

ただ、この闘争で、医学部の封建性の権化といわれた医局制度にもヒビが入り、それが徐々に大きくなり、今世紀になって崩れ始めている。今日では教授が「どこそこ病院に行け」といっても、唯唯諾諾と従う医局員はいなくなったのは事実である。

しかし、その残滓はいまでもみられる。昨今の新聞を賑わしている学位論文の審査の謝礼を支払うというのは、恐らく日本中の医科大学でふつうに行われていることであろう。医局制度の根幹を支えていた「医師づくり」についてはは崩れつつあることは事実だが、その対応策はまったくといっていいほど立てられていない。

つい数年前まで日本では、医学部を卒業した医学生は国家試験に合格すると直ちに自分の希望する医局に入局した。基礎医学の教室に入り、臨床医でなく医学者を志望する人もごく一部いたが、卒業生全体の1割以下だった。

多くの卒業生（他大学も含めて）は医局に入ると、教授が得意とする疾病を持った患者以外はあまり診療することはない。たしかに専門には強くなるが、他の膨大で多様な患者には触れないまま年限を重ねる。そのうち、どこかの大病院に派遣されても、専門に片寄った診療をする。それで再び医局に帰り教授にでもなれば結構なことだが、「教授」には平均17年に1人しかなれない。教授にはなれなくても大病院で専門医として医長や部長になれればいいが、こと志と違って途中で開業するということにもなりかねない。

昭和30年頃までは、専門医になれなくても、大学医学部の勉強と経験で開業医になることはできた。しかしいまは、医学全体が学ぶことが多くなり、開業医になるのも大変になっている。

◎医局に代わる医師づくりが必要

これまでの話をまとめると、医学部教授は多くの医師を抱え、地方の病院から依頼があると派遣してもらいたいために、市町村長は教授に現金を持っていくようなことが常態化していた。そこで厚労省は、すべての医師は、国家試験合格後2年間は内科、外科、小児科、産婦人科、救急、公衆衛生などの各科をローテートして勉強しないと、医局に入ったり開業したりできないように改正した。

この結果、医学部卒業生たちは、いまの医局では教授が専門とする患者しか診られないので、多くの種類の患者の勉強をするためには、大学病院ではなく、2次医療のできる総合病院を求めて行くようになり、医局入局者は半減した。医局の医師は当然足りなくなり、派遣していた地方の病院の医師を医局に引き揚げた。さらに追いかけるように小泉内閣が医療費の削減を実施して、医療が崩壊し始めたのは周知のとおりである。

こうして、医局から医師を地方の病院に派遣するという構図は崩壊したのである。いま必要なのは、医局に代わる医師づくりをどこで行うのか、早急に対策を樹立しなければならないことである。これは厚労省（一部文科省）の仕事だが、ほとんど手がつけられていないのは行政の怠慢である。

5．時代の変化に対応していない医療

◎高齢化・非正規雇用進み自治体基盤は弱体化

日本の医療保障制度は、国民皆保険を達成した昭和36年からほとんど変わっていない。朝令暮改のようになっても困るが、50年もの間、制度の骨格はそのままで、時代の変化に対応して手が打たれていないといえる。

昭和30年代の日本は、まだアメリカ軍の占領の後遺症が残っていた時代で、朝鮮戦争の特需によって経済が成長路線に乗り、神武景気とか岩戸景気とかいわれた。医療技術としては、ようやく臨床検査が導入され、東京の虎ノ門病院がそのメッカになり、見学者が殺到した。その頃に設定された制度がいまもそのまま通用しているのが日本の医療である。明治以来の封建性を残している大学医学部の医局が、医師づくりと医師の供給を担ってきたのと酷似している。

日本の社会のこの半世紀の変動はものすごい。恐らく明治から終戦までの変化以上のものだろう。とくに医療への影響が大きいものをあげると次のようになる。

①予想以上のはやいテンポで進んだ人口の高齢化。それに伴って家族構成がまったく変わり、高齢化と独居化（同居率の低下）が同時進行した。

②終身雇用の崩壊。アメリカ経済の大きな影響によって日本固有の企業マインドがなくなった。雇用の流動化で非正規雇用が増大している。

③地方自治体の基盤の弱体化。

◎家族単位は時代に合わない

　こうした変化は、いずれも医療保障の根底を揺るがすものである。たとえば、雇用形態のタテ割りになっている健康保険と、自営業者・農民を対象とする国民健康保険の2本建ての仕組みは、終身雇用が崩れて雇用が流動化している現在、明らかに時代遅れとなっている。

　また、年金も同様だが、家族制度が崩れ独居・高齢世帯が急増する現在、家族単位の社会保障では対応できなくなっている。

　地方基盤の弱体化では、地方と都市との格差問題がある反面、医療や介護が雇用などの成長分野として地方経済の活性化に果たす役割を期待できるだろう。

　社会保障というのは、どこの国の例をみてもわかるように、プランは国が立てるが、実施するのは自治体であることが多い。自治体のほうが「かゆいところに手が届く」長所があるためだが、日本の場合は自治体（県も市町村も）はあまりにも疲弊しすぎている。自治体が弱いのなら国が自治体に財源を交付すればいいと考える人が多いかもしれない。しかし、自治体の税収をみると、日本の場合、東京が突出して高いだけで、あとはきわめて少ない。このあたりを社会保障の問題としてもよく考えないといけない。

とくに国保の場合は、自治体の強弱によってかなりの差が生ずることもある。いずれは日本も大多数の先進国のように、保険が国保一本になる時期がくると考えられるので、それに備えて市町村の足腰を強くしておかねばならない。

◎ひとり暮らし老人が在宅で生活できるか

社会の変革からとり残された医療政策の最たるものは、高齢者対策である。各種の予測よりはるかにはやいテンポで日本は高齢社会に突入したこともあって、高齢者対策は後手に回ることの連続だった。

日本の高齢者対策は、高齢化によって医療費が増えるので、できるだけ医療費を減らすという一点に集中して展開された。医療費が減るならなんでもするといった格好で（とくに小泉内閣時代）。そのための弊害があちこちに出ている。

第1に指摘したいのは、日本の医療政策や社会保障政策が、日本古来の大家族に負担を負わせて、国の経費の節減をはかろうとしたことの過ちである。たしかにかつての日本は家族数も多く、人手の1人や2人は、どの家族でも融通できた（大体終戦前後まで）。しかし、同居率はどんどん落ちて、いまや65歳以上の人のいる世帯のうち、独居または夫婦のみの世帯が50％をこえている。

ひとり暮らし老人が病気になった場合、在宅医療ができるだろうか。独居高齢者には食事や身の回りの世話など24時間サービスの支えが必要であり、これを医療や介護の社会保険でやるのは膨大なコストがかかる。それを考えると、老人を施設に入れたほうが費用は安くなる。

多くの先進国では、国民はまず「家庭医（総合医）」のところに行く。ふつう、総合医のところで9割の患者は処理がつく。1割だけが大病院や大学病院に紹介される。そういうルールになっている国は多い。日本もまず「総合医」を国民が持ち、私の友人のケースのような場合、総合医が判断するか、総合医から各科の専門医に連絡するようにすべきだと思う。

◎何を保障し何を保障しないか

社会保障の根幹になる考え方は「何を保障し、何を保障しなくてもいいのか」という問題である。社会保障というのは、私は人間の本性ともいうべきもののひとつではないかと思う。こんなことをいうとアメリカでは笑われるかもしれないが、私はそう信じている。

フランスのある社会学者の説によると、人間は最初（原始時代）は自分がいま食べるもののことしか考えなかった。それが少し食料が豊かになると、備蓄することを考え出した。次の段階になると、他の人よりも余裕のある生活に満足するようになる。人間はこの3つの段階をすごして、やがて「社会」のようなものをつくろうとする。この社会が誕生する頃と前後して、「自分と差のある人を助けよう」と考える。社会保障の原点はこのあたりにあるのではないか。

社会保障の精神は、ふつうの人間であれば誰でも心に芽生えているはずのものである。「格差があるのは当然」などという言葉を政治家が口にするのはとんでもないことである。人間の本性からみて、お互いに助け合うのは当然のことである。「勝者がすぐれている」という考え方は、私はあやまりではないかと思う。勝者は「運がよかった」にすぎないわけで、人間の能力を計るものなどは実はないのではないか。

だからといって、何でも保障するというわけにはいくまい。医療保障の基本は「人間が病気などでピンチに陥ったときに本人や家族を救う」ことだと思う。だから、日本の医療保障で私が一番評価しているのは「高額療養費制度」(自己負担が一定の水準以上になった場合、その差額が還付される制度)である。この制度はピンチに陥った人の福音であり、日本の医療保障のなかの「光明」だと思う。この制度がある限り、日本の医療保障はすぐれているといっても過言ではない。

◎軽医療自己負担の考え方

そうはいっても、もう少しキメ細かく制度をみて考えねばならない点も多い。さきにも触れたが、私は、医療保障は重病を中心に行うべきもので、それで医療費が不足してどうにもならないのなら軽医療（カゼ・腹痛・二日酔い・切り傷など）は自己負担にしてもいいと思っている。

しかしこれには根強い反対論がある。「軽医療を自己負担にすると医師にかからなくなって、重病のときに手おくれになり、かえって医療費がかかる」というのである。どちらの意見が正しいのかはわからない。

なにしろ日本人は1年に14回も医師にかかっている（旧政管健保・本人）。北欧では年に2〜3回である。こまめに医師にかかるから日本人は平均寿命が長いのだという意見がある一方、平均寿命が世界一になったのは食生活の改善によるものだという意見もある。

いずれにしても、医療保障の重要な問題は、私は国民投票で問うべきだと思う。郵政民営化で衆院を解散したぐらいだから、国民に深く関係のある医療や年金の重要テーマは国民投票を制度として認めるべきである。ただしその場合に政府は、国民投票の結果に必ず従うことにすべきであろう。

6. アクセスのよさが無駄を生む

◎人間の仕事には無駄がある

およそ世の中に存在しているものの多くは、原則として無駄を排除している。仕事でも品物でも、「よくできている」といわれるものには無駄がない。効率を求めるなら、第1に無駄をなくさなければならない。だが、無駄の省き方には大別して2種類ある。

たとえば、機械の動きからは徹底して無駄が省かれている。自動車の製造工場を見学すると、驚くばかりの無駄のなさだ。機械やロボットのある大きな工場には人が2人しかおらず、じっと計器を見ているだけで、自動的におなじものがつぎつぎと生産されていく。完全に近い、人の省エネがそこで完成している。そしてそれは「美しい」と形容できるほどである。

他方で、人間が実際に手を下してやることが仕事の中核になっているようなものは、自動車工場のようには効率化できず、無駄と考えられるものは結構多いように見受けられる。

たとえば「病院」である。病院は決して工場ではない。あくまでもひとりの患者を対象に医師をリーダーとした医療チームが取り組み、病気を治そうと努力している場所である。

病院を自動車工場のようにオートメーション化することはできない。血液検査のようなものはオートメ化されているではないかという人もいるかもしれないが、それは血液を調べる作業だけを自動化しているのであって、どういう病気かを直ちに自動で診断するものではない。医療の場合、診断するのは医師以外にはない。

最終的に人間が「つくり上げる」という形になるものは、機械による製品の大量生産と異なり、無駄が生じがちであると考えられる。

◎まず医療の無駄を省け

人間に機械の効率のようなものを要求するのは無理である。しかし、私は医療には明らかに省くことのできる無駄が多いのではないかと思う。

すでに指摘したとおり、国民に増税を求める前に、まず無駄を省いて、それでも財源が不足するのであれば消費税を上げるという順番でものごとを進めるべきである。

何を無駄とみなすかには見解の相違がある。また「必要な無駄」という見方も世の中にあり、それが絶対に存在しないとはいえないが、私はそれは「こじつけ」に近いものではないかと思う。

医療をめぐる無駄については、患者（人間）がもたらす無駄とか制度の仕組みからくる無駄といった分類もできるかもしれない。ここでは金額的に大きい無駄をあげてみる。

◎アクセスのよさが生む無駄

まず第1に、「アクセスがいい」といわれる面での無駄をあげたい。

保険証が1枚あれば、大学病院でも総合病院・専門病院でも診療所でも、どこでも診療を受けることができる。アクセスがよいことで、「日本人の平均寿命や健康寿命、周産期死亡率の低さが世界のトップになることができた」という根強い意見がある。たしかにそういう面はあるかもしれない。しかし、多くの先進国ではそのような仕組みにはなっていない。

いきなり大病院や大学病院に行くのを法律や規則で規制している国もあるが、規制のない国でも自由自在に大学病院に患者が行き、大病院に行けばその日のうちに診てもらえる日本のような国は、ほとんどない。多くの国は予約制で「ウエイティング・リスト」に登録されて、かなり先の診療日を待つのが通例である。日本のように、おなじ老人が病院の各診療科を渡り歩いたり、毎日のように大学病院へ行くという光景はない。

この問題でまず考えねばならないのは、いまの大学病院や大病院で行われている医療は、専門医による高度の医療だということである。こういう高度の医療を人間は何回も必要とするものではない。一生に数回ではなかろうか。そこへ、老人が毎日のように行っているのは異常な世界である。

◎総合診療科・総合医の役割

医学を知らない人が、自分で自分の病状を判断して大学病院に行って、30以上もある診療科のどこに行けばいいかが的確にわかるはずがない。病気になったとき、素人判断が当たる確率は20%以下といわれている。こうした点からみても、素人が勝手に判断して大病院や大学病院の外来に行くことは、ナンセンスに近い。

大学病院のなかには「総合診療科」という名称の科があって、何もわからずに大学病院にやってくる患者の診断をつけて各専門科に回すことを主に行っているが、この科の本来の仕事は、総合医の養成である。だから、患者の種類分けをするだけが目的ではない。

たびたび説明したが、医療本来の在り方からいえば、総合医がまず診て、それが総合医の元で診療できる患者であれば自分のところで診て、自分のところに機械や技術がないときには大病院や大学病院のしかるべき科の専門医に紹介し、患者はそこで診療を受けるのが合理的であり、欧米各国では原則としてそれがルールになっている。国民もそのように心得ている。

こうした大病院や大学病院では、一応診療の最終関門という自覚もあり、診断のための検査も厳重に行うのが通例である。日本のように軽医療と考えられる患者が大病院や大学病院の外来に多数押しかけると、経費がかさむと同時に医療従事者も軽症患者に時間をとられて、大病院本来の業務がディスターブ（邪魔）される。

◎1日外来5、500人の無駄

たとえば都内のある大学付属病院の外来は1日に5、500人も患者が来る。そういう患者が毎日5、500人も東京にいるとは考えにくい（他県から来る患者を含めても）。

この患者のなかには、大病院にかからなくてもいい人や診療所で診てもらえばいい人が多数入っていると思われる。カゼひき、腹痛、二日酔い、切り傷など、医療機関にかからなくても売薬ですむか、ちょっと休養するだけで快方に向かうような患者もかなりいるのではないか。これは正に「無駄」というべきだろう。

こういうと必ず反論が出る。「アクセスがいいので手おくれの患者が少ない。それが平均寿命世界一につながっている。アクセスが悪いと医師にかかる機会が減り、病気になって医療機関にやってくるときには手おくれの重症になっている」というのである。

医師にかかりやすいということは医療の必要条件だとは思うが、これは診療所の総合医に病気になったらすぐかかれるということで十分ではないか。ヨーロッパの多くの国では診療所も予約制になっており、せいぜい待たされても1日か2日だが、大病院は診療科によっては何カ月も待たされる国もある。アクセスのよさを総合医のレベルだけで比較すれば、日本もヨーロッパの各国も大差はない。

それにしても、日本の国民ひとりが1年間に医師にかかる回数が14回というのは、アクセスのよさが「無駄な利用」を助長しているのではないか。日本の老人医療費（65歳以上）は、1件当たり若い世代の4倍以上というのも、大学病院に老人が多数押し寄せている現象を裏付ける。

◎調整つかない多種類の薬

老人たちは7〜8の診療科をかけ持ちで回り、各科で薬の処方が出て、ひとりで30種類以上になることがある。患者は「全部飲んで大丈夫か？」と思う。これだけ飲めば、大丈夫でない危険性がある。しかし、どの医師も自分の処方にこだわることが多く、とても調整がつかない。調剤薬局の薬剤師に相談しても、「私から『不必要な薬はやめましょう』とはいえない。医師の処方権は侵すわけにいかない」という。

薬の問題だけではない。老人になって、いくつもの病気にかかることがある。たとえば脳梗塞と胃がんと前立腺がんといった具合だ。そのさい、その患者は、病気の症状によってどの病気から治療をしていくのがいいか、あるいは平行してやるのがいいか、なかなか決めにくい。専門医は、自分の専門とする病気には詳しいし熱心だが、専門から外れると関心を持たない人が多い。患者が少し専門からそれた症状を質問すると、「多分老化でしょう」ぐらいの答えしかしない。

いくつもの病気になって、どの順番で治療をしていけばいいのか迷ったときに、味方になってくれるのは「総合医」である。高齢になってがんにかかり、手術をするか放射線でやるか化学療法かを迷った場合などにも、相談にのってくれるだろう（この場合は、がんの専門医も当然相談にのる）。

つまり、「どのように余生をすごすか」ということの相談は総合医にはのってもらえるが、専門医はそういうことには関心を持っていないし、自分の仕事ではないと思っている。総合医の活用範囲（相談範囲）は広いものである。

7．健(検)診・残薬・医療機器の無駄

◎がん検診やめ禁煙に徹する

厚労省の行ってきた公衆衛生対策は、私の目からみると、すべて戦時中の結核対策の延長線上や亜流にすぎないように思える。

戦時中から戦後にかけての結核対策は、結局は患者をみつけて重症者は隔離する対策ともいえるもので、ツベルクリン反応もＢＣＧも論理はともかく、実際には効果があったとはいえないものだった。昭和30年代になって結核患者が激減し、死亡率トッ

プからワーストテンの外に追いやられたのは、日本人の栄養改善に負うところが多かったというのが今日では定説になっている。

日本の公衆衛生対策は、この「失敗した結核対策の路線」の亜流でがん検診が行われた。主として胃がん、子宮がん、乳がん、肺がん・大腸がんが全国的に展開されたが、その効果はそれほどのものではなかった。アメリカの公衆衛生学者によると、検診自体はアメリカでは全面的に否定的だが、日本の場合、胃がんと子宮がんには多少の効果があった（胃がんは日本以外の国の検診結果には否定的）。これも費用対効果では否定的な評価が多く、肺がんと乳がんでは日本の検診はなんのメリットもなかったというきびしい評価であった。

がんは検診などをやめて、禁煙に徹した施策を展開するのが、いまのところは最も効果的な方策だとされている。日本ががん検診に使った費用は、膨大なものと思われる。

◎メタボ健診は無駄遣いか？

これからの問題で最も大きいのは、「メタボ対策」である。これは動機からしてよくわからない。恐らく「病気にならなければ医療費はかからない」という単純思考で、医療費削減を叫び続けた小泉内閣の下で苦しまぎれに編み出された施策と思われるが、急いでつくったこともあって穴だらけであり、オピニオンも明解ではない。

メタボ健診はひとことでいえば、腹部の太り具合を計って、その他検査の結果（コレステロール、血糖、血圧等）を加えて評価し、基準から外れる人を「病人」にするという恐ろしい考え方である。この数値はアメリカよりもきびしく、下手をすると国民の半数近くが「病人」になるという。

人間を体型で区別するのは一種の差別ではないかという反発もあるが、なにしろこの基準を当てはめると病人が多すぎることになる。しかも実際には「少し太り気味のほうが長生き」という国際的な調査もある。そのうえ、健診や保健指導を厚労省ではなく保険者（国保の市町村や健保組合等）にやらせて、成績の悪いところにはペナルティをかけるという前代未聞のものである。

2008年4月からスタートしたが、「この計画は国民を健康不安に落とし入れ、結果としてもうかるのは製薬会社だ」とさえいわれている。そして、最も手きびしいものでは、「総額1・5兆円の無駄遣い」という見方もある。

◎多い残薬、投薬量

医療のなかには、見解の相違とか議論の立て方がちがうといった問題ではなく、誰がみても「無駄」と思われるものもある。その最たるものは「薬」ではないだろうか。

なかでも「残薬」と呼ばれる、医師からもらって飲み残した薬がある。残薬ゼロということは実際問題としてあり得ないだろうが、ある調査によると、日本では1年間にひとり約3万5、000円、全国で475億円（推定）にもなる。

アメリカとカナダの別の調査によると、両国の残薬は総医療費の0・7～1・7%にも相当するという。どこの国でもかなりの残薬があるところから、必要悪という見方もあるが、私はそうではないと思う。少し工夫を加え、患者自身がハシゴ受診のようなことをやめれば、かなり減るであろう。

それと関連して、日本の医師の薬剤投与量は多いのではないか。インフルエンザの特効薬といわれたタミフル®（ロッシュ社製）は、同本社で生産された量の8割が日本で消費されている。インフルエンザには効果があるが、ふつうのカゼには効果がないタミフル®が、生産量の8割も日本で消費されているのは、カゼにも投与されていると考えざるを得ない（インフルエンザ患者の数はわずか）。これは「無駄」ではないのか。

◎医療機器にも無駄、価格差

医療機器をめぐる問題は、無駄のレベルをこえている。医療機器の輸入のさいの審査は、薬剤の比ではないぐらい長い間かかっている。2世代ほど前の機器を輸入している現状だが、問題なのは「特定保険医療材料」である。
これはペースメーカー、カテーテル、人工関節などだが、これにかかる費用は年間8千億円（医療機器全体で2兆円）で、長いものは認可に数年もかかっている。たとえばあるカテーテルの場合、アメリカでは3万円前後（価格は一定しない）であるのに対して日本では17万円もする（2008年4月に12万7、000円に改定された）。厚労省は2002年から欧米4カ国（米英独仏）の平均価格の1・5倍を上回った場合は最大25％下げることを決めているが、なおこれだけの価格差があるのは「無駄」があるからであろう。

薬の薬価差益にはメスがいれられ、いまは5、000億円もない（かつては1・3兆円もあった）。代わって医療機器が、薬価差益とおなじ働きをしているといわれる。実際の取引ではダンピングをして、これが差益となるわけだ（医療保険では診療報酬の価格どおり請求するので）。

以下、無駄と思われるものの項目だけをあげておこう。これらを検討しケリをつけたうえで、消費税を上げるかどうかを決めるべきであろう。

◎健康保険を都道府県別に細かく分けることは事務費の増大にならないか。

◎財政的見地も含めて、医療保険を国保一本にして、個人別に加入する方式を考えてみてはどうか。

◎臨床検査に無駄はないのか、検討してみる必要がある。
◎医学博士というい まの「学位」は、無駄ではないのか。
◎小泉内閣では自己負担を大幅に上げた。上げる限度もあるだろうし、限界を考えたことはあるのか。
◎救急車の無料サービスは合理的か。一度その場で払って、本当の救急のケースだけあとで償還する方式にしてはどうか。
◎いうまでもないが、医療関係者の不正請求は根絶すべきである。しかしそのGメンは不足気味で、現在摘発されているのは、正に氷山の一角にすぎない。

8. ジェネリックが普及しない理由

現在の医療の中で、医師も患者も共に悩んでいる問題に「ジェネリック」がある。ジェネリック医薬品（generic drug）を辞書で引くと〝後発医薬品、新薬の特許が切れたあとに同じ成分で販売される医薬品。商標でなく、一般名（ジェネリック）で呼ばれることからこう命名されている〟——大要上記のような説明が付いている。このとおりなのだが、少し敷衍《ふえん》して説明しよう。

大手製薬会社は世界中で、数百億円から1,000億円以上もかけて新薬を開発して、販売許可と特許を取る。そして特許期限内に新薬を売り、それによって次の新薬の開発に投資する。近年、製薬会社のM&A（企業の合併・買収）がかなり多いのは、M&Aによって研究費と開発費を捻出するためともいえる。

新薬は許可されたときには、かなり高額に設定されているが、特許期限をすぎれば、どのメーカーが同一成分の製品を製造してもよいことになっており、売れ行きのよかった新薬にはジェネリックも多く登場する。ジェネリックは新薬に比べて価格は安い。新薬の2～7割に価格を抑えられているが、半値ぐらいのものが多い。ジェネリックは新薬許可のさいのように、動物や人体の厄介なテストなどは省略されるので、経費は少なくてすむ。したがって、価格は当然安くなる。

先進国はいずれも医療費の高騰に悩んでいる。そのため、政府は比較的安いジェネリックを使うように勧めている。日本の厚生労働省もご多分に漏れない。国民にジェネリックを使うよう、かなり積極的に勧めている。

◎効果や成分の曖昧さが医師を慎重に

しかし、ここにむずかしい問題がある。ジェネリックの使用に慎重な医師が依然として多いのだ。その理由として「同じ成分の薬だといってもまったくおなじものではない」という点と、ジェネリックメーカーが出すデータが新薬メーカーのようにそろっていなくて成分や効き目がはっきりわからないという点をあげる医師が多い。

たしかに価格が新薬の半分ぐらいなので経済的には患者は助かるという点はあるが、肝心の薬の効果について太鼓判を押すというわけにはいかないという医師が多い。一方、患者のほうもよほど金に困っていない限り、新薬と同じ効果がないのなら、安いからといって無理にジェネリックを希望しないということになる。だから、厚労省がかなり宣伝している割にジェネリックは浸透していないし、普及率も高くない。

アメリカは日本と違って医療費が非常に高い。しかも何の保険にも入っていない人が全米で4，700万人もいる。虫垂炎の手術程度で100万円ぐらいはかかるし、ちょっと複雑ながんの手術をすれば1，000万円は軽くかかる。心臓移植は2，000万円が相場とされている。オバマ新大統領が新しい国の健康保険をつくったが、実際には骨抜きの法案になって可決され、それほどの効果はない。現状では医療費（もちろん薬剤費も）が高いので、ジェネリックを使わざるを得ない国民が多く、普及率は半分をこえている。

アメリカの医療費が高いのは、製薬会社のロビイストの活躍が盛んで、その結果、薬剤費が高くなっていることもあるが、医療事故の裁判件数が多く、その費用のために医療費が膨張しているという側面もある。

日本の新薬メーカーの大手数社から10社ぐらいまでは、収入の相当部分をアメリカでの販売に負っている。日本でトップの新薬メーカーのT社は世界で17位にランクされているが、販売の実に65％がアメリカでの売り上げである。日本での売り上げは35％しかない。日本の製薬会社の薬に対する評価が高いというのが、その根底にあるのは間違いない。しかし、アメリカの薬剤費が高額であるため、それだけの収益を上げることができるわけで、売り上げ点数が多いという見方は正しくない。

◎厚労省の「新薬と同一」という考えは問題

ところで、このジェネリックの問題はどう考えたらいいのだろうか。私が疑問に思うのは、厚労省は「新薬とジェネリックは同じものだから値段の安いほうが得だ」という打ち出し方をしていることだ。実はここに問題があるのではないか。新薬とジェネリックは共通の薬剤を含んでいるが、同一製品ではないのである。成分の一部が同一であっても、全体としての薬剤は違うものなのだ。これを「おなじ」といっているところに、問題があるのではないか。

ある内科の教授にいわせると、「薬が効いた」というのは原則的には主成分が病気に効果があったということである。しかし、それ以外の成分との関係を完全に無視するわけにはいかない。極論すれば、主成分と夾雑物質と病人の関係で効果が出ることもないとはいえない。

だから、厚労省のいっている「ジェネリックと新薬は同一」というのは問題だ。そういうのであれば、ジェネリックが新薬と同一だという証拠を製薬会社が示すか、厚労省自身がその点をオーソライズしなければならない。

これは少し暴論かもしれないが、新薬メーカーの製品特許の期限が切れたら、それらの薬の定価（日本なら薬価基準）をそれまでの4割か5割に下げるというルールにしてはどうだろう。そうすれば、医師も患者もいままでどおりの新薬を安い値段で安心して使うことができるのではないか。ジェネリックに対するこれまでの考え方が問題をこじらせているようにも思える。

第3章　社会保障を政争の具にするな
—国民のコンセンサスが必要

1．選挙に大敗の責任を役人にとらせた政治家

２００７年夏の話である。当時、厚生労働省事務次官をしていたQさんは、いわゆる自民党の厚労族といわれる人たちに呼び出された。行ってみると、厚労族の国会議員が3人ばかりいた。そのうちのひとりである元厚生労働相のX氏が、おもむろに口を開いた。

「昨年の参議院選挙で自民党が大敗したのは、社会保険庁の年金の不始末が原因である。君はその責任をとってやめてくれ」と言い放った。Qさんは何も言わずにうなずいた。

こうしてQさんは次官1年でクビになり、後任は旧厚生省生えぬきは相成らんといって、考えられない人事が行われた。それは後任の次官に、元厚生省のキャリアだが、他省庁ですでに次官を務めたZ氏を再び厚労省次官に起用したのである。しかもZ氏はQさんの1年先輩という、非常識な人事だった。

ちなみにQさんは、戦後厚労省に入省したキャリアのなかでも指折りの秀才で、しかも仕事熱心で、次官になるときの暗黙の了解は任期2年ということだった。そのうえ、すでに責任を感じて、次官になる前も含めて1千万円に近い金をサラリーから国庫に返還していた。彼の「勇退」が厚労省全員に惜しまれたのはいうまでもない。

この話を私に知らせてくれた厚労省の幹部は、憤まんやる方ないといった口ぶりで、「厚労大臣には責任はないのですかね」とつぶやいた。それでもQさんは、天下りはしないという彼一流の筋を通した。彼は現在、T大教授を務めている。

この話を聞いたとき、私は「自民党政権の命脈は尽きた」と思わざるを得なかった。それとともに、社会保障は役人を巻き込んだこんな形の政争の具にすべきものではないと思った。

かつての自民党に、こんな大臣（ないし大臣経験者）がいただろうか。「責任は俺が持つから、君はしっかりやってくれ」という人が多かった。

社会保険庁に何の責任もないといっているのではない。責任は120％ある。当然、悪いことをした人は処分されなければならない。しかし公平にみて、2007年の自民党の参院選の敗退の要因は、年金問題だけではない。安倍、福田、麻生と、政治主導のガバナンス（統治体制）を確立できない無能な人を担いで総理にした責任を、国民は自民党に求めたのである。その結果は2009年の8月30日の衆院選挙で自民党の歴史的な惨敗、民主党との政権交代となってあらわれた。

年金記録問題だけではなく、後期高齢者医療制度の問題も、医療費改定の問題も、これまでいずれも政争の対象になってきた。しかし、社会保障問題は、政争の対象にしてカタをつけるべきではないと思う。世界中の先進国が社会保障問題には頭を悩ませており、鬼手妙手はない。

2. 今日の日本の繁栄支えたのは社会保障

先の衆院選でも、各党のマニフェストに出ているテーマで何にも増して重要なのは、社会保障ではないかと思う。「いまさら何を」といわれるかもしれないが、戦後の日本の状態を思い出してもらいたい。

いまの日本国民で、あの終戦のときの廃墟を覚えている人は少なくなったが、あのとき、今日の日本の姿を想像した人は誰もいなかったであろう。３食にも事欠く始末で、未来を考える余裕などなかった。

その後の日本の再建と復興はめざましいものがあった。今日の日本の繁栄を生み出したのには、いろいろな原因がある。日本人が勤勉に働いたことが最も大きな理由だが、それを支えるシステムも急ピッチで整備された。終身雇用制というのもそのひとつといえる。同時に、社会保障制度の改善・充実が経済の発展を大きく支えていたと思う。

さきにも説明したが、人間社会の発達段階には4段階あって、第4段階になると、困っている人を助けようとする。この互助精神のようなものが社会保障の原点ともいえる。

日本で昔から存在していた「講」のようなものも、助け合いの発露だといえる。

3. 保守党が社会保障を推進――世界に例のない日本

ところで、現代社会の「社会保障」には国によっていろいろな歴史がある。ヨーロッパでは、社会保障は革新政党が推進し、保守党はそれにブレーキをかけてきた。

スウェーデンでは1936年から36年間、革新政党（社民党）が天下をとり、そこで一気に社会保障が完成に近い域にまで発展した。このため、1970年代半ばになって保守党が天下をとったさい、国民は社会保障で生活が守られるのは当然のことという意識が定着していて、保守党は改革の手をだすことができないまま現在に及んでいる。

一方、イギリスは、第二次大戦の終戦前にベバリッジ案が発表され、これに沿ってNHS（ナショナル・ヘルス・サービス）が導入されて、社会保障がスタートした。当時は「世界に冠たる制度」として世界各国から注目され、見学者が陸続とつめかけた。イギリス政府はその後、保守と革新が交代で政権の座につき、保守党が天下をとれば社会保障は後退し、革新政党が天下をとれば少し進むという一進一退のくり返しだった。

この点を象徴する例としては「保守党が天下をとると、医療保障のなかで入れ歯と眼鏡が自己負担になり、革新政党が天下をとると入れ歯も眼鏡も健保（イギリスでは国庫負担）の負担となる」という話がある。

ひるがえって日本の社会保障をみると、世界に例のない発展の仕方をしている。昭和32年頃、国会議員だった賀屋興宣《かやおきのり》（戦中の蔵相）が全国民を対象にした年金制度を提唱したのがきっかけとなって、ついでに国民皆保険もやろうということになり、昭和36年に国民皆年金・皆保険がスタートした。保守党のもとで社会保障が生成・発展したのは世界広しといえども日本だけの現象である。

日本の場合、その後ずっと55年体制が続いて、半世紀以上も自民党の天下だったが、自民党は社会保障をどんどん充実させた。それは、かつてのスウェーデンと対比できるぐらいの充実ぶりだった。

日本の高度経済成長を基本のところで支えたのは、経済学者の間にはいろいろな見方があるが、こうした社会保障と、もうひとつは終身雇用制であったといえる。

このことはヨーロッパの各国では、少し不思議にみえたらしい。１９７０年代に私

55年体制：自由民主党と日本社会党が2大政党であり、自由民主党が与党、日本社会党が野党第一党として対立していた政治体制のこと。1955年に成立した。

はしばしばヨーロッパの各国を訪問したが、いたるところで役人から「日本は社会主義国か」と聞かれたものである。保守党が社会保障を推進したのを不思議に思った人は多かった。

4．強者の論理のアメリカ――皆保険なく健康格差

世界各国のなかで、私が不思議に思うのはアメリカである。アメリカには、最近まで老人と障害者など以外の健康保険（国が関与しているもの）はなかった。あったのは民間保険だけである。しかし、この民間保険に入っていない人は全米で4、700万人もいる。

かつてクリントン大統領時代にヒラリー夫人が国の健康保険、といっても日本の国民健康保険のなかのヘルス事業は除いて、疾病部門だけのもので、しかも5割自己負担という制度を創設しようとした。

いま、オバマ大統領がこれとおなじ案を成立させたが、反対は依然として強い。

これまで健康保険の設立に共和党が反対するのは、生命保険会社との関係や党利党略のためと思っていたが、必ずしもそれだけではない。アメリカ人の自立性を阻害するといった考え方や、自分のことは自分でするというアメリカ建国の精神に反するといった点から反対する人もいることを知って驚いた。

また元大統領のひとりは「オバマは黒人だから国の健康保険に賛成するのだ」といっているという報道もある。アメリカ人は「困った人を助ける」という発想に欠ける民族なのかという感じさえする。

そういえば、アメリカ人はちょっと理解に苦しむ民族のようにも思える。たとえば大企業のCEO（最高経営責任者）は、自分の会社が倒産に瀕しているというのに、何億円という給料をもらったり、政府の補助を受ける陳情にジェット機（会社のもの）に乗っていくというようなことを平気でする。

5．ヒューマニズム欠く政治――社会保障に制度疲労

私は長い人生を振り返ってみて、いちばんいい時代だったと思うのは、昭和30年代後半から40年代、50年代にかけての高度経済成長期だったと思う。とにかく国が目的意識を持ち、終身雇用が確立していて失業の不安がなく、生活のセーフティネットはきっちりと張られ、社会保障は充実の一途をたどっていた。

それに比べて現在は、正規雇用の人でも朝起きたらクビになっているかわからないし、目的意識のない、単なるアルバイトの連続の職場では、いつまで働けるかわからない。

病気になっても自己負担はかなり高くなっているし、将来を考えて保険料を掛け続

けた年金は、さて受けとる段になると金額が減っているということも考えられる。

これで未来に希望を持てといわれても、持ちようがない。自殺は年間3万人以上という驚異的な数字が年々続き、犯罪も増える一方である。

人生の未来に希望も安心もない社会になった。あぶく銭で財を成したライブドアの社長を当時の自民党幹事長が「わが息子」ともてはやしてみたり、日銀総裁が村上ファンドに出資したりという考えられない現象も起き、景気は慢性的に悪く、老人は死ねといわんばかりの政治が行われている。

これは何が欠けているかといえば、私は「ヒューマニズム」だと思う。

日本の社会保障は、年金や健康保険は世帯単位であり、現状に即していない。個人単位にしてきっちり管理するには、国民総背番号制にしなければできないのは常識である。スウェーデンでは、すでに1960年代初めに国民背番号を実施しており、全国民が10桁の数字で示されている。

大家族主義の前提では、老人を施設に入所させるという発想ではなく、自宅介護という考え方が支配的になる。しかし、まったくのひとりで寝たきりになれば、実際問題としてどうにもならない。多くの老人はどこか施設に入所するのを希望している。

ところが、療養型病床は半減され、特別養護老人ホームはウエイティング・リストが長く、待っている間に死ぬ人も多い。ケアハウスや介護・看護ができるナーシングホームのようなものを多数つくることが必要なのである。日本の老人行政は世界の流れに立ちおくれているといっても過言ではない。

6．後期高齢者医療制度廃止後は保険の一本化を

後期高齢者医療制度を民主党は廃止することに決めた。しかし、元に戻しただけではどうにもならないことは同党もご存知だろう。

現在の医療費、とくに老人のひとり当たり医療費は若い人の4倍にも達しており、このままでは健保も国保も背負いきれる額ではない。

結局は医療保険を一本化し、これに公費を投入して制度の一元化をはからねばどうにもならないのである。しかしこれは画期的な大改革で、容易なことではない。単に経済的に大変という以外に、法律上の問題も出てくる。

ただ世界中の医療保険をみると、日本のように何種類にも分かれていて、それぞれ掛金もちがえば給付・負担内容もちがうという国は少ない。その意味からいっても、保険制度の一本化は悪いことではないが、ただ大変革になるのもまちがいない。しかし、そうしないと持ちこたえられない。

7. 社会保障臨調でグランドデザイン描け

後期高齢者医療ひとつをとっても大変な問題だが、このほかにも社会保障には問題が山積している。いま必要なことは2~3年かけてもいいから「グランドデザイン」を描くことである。そこですみずみまで議論して青写真をつくり、これを各方面に配布して議論を重ね、成案を得るようにすべきである。

このさい、恐らく最もむずかしいのは医療費の算定だと思う。重要なことは、「まず医療費ありき」という考え方で医療費を先にだして当てはめていくのではなく、施策の全体から医療費を算出して絞り込むということである。

無駄と考えられる医療費は当初から削除することが重要である。現行制度で何の批判もなく行われているもののなかにも、無駄と思われるものは多数ある。最初から排除すべきである。

医療費の計算は、年金とちがって非常にむずかしい。年金なら10年先でも50年先でも一応、それほど誤差なくだすことができる。しかし、医療費は来年の医療費の予測すら精密にはできない。医療費はそれだけ変動数字（要素）が多いわけである。

この「グランドデザイン」は、現在の政治情勢では、民主党がイニシアティヴをとって厚労省につくらせる以外に方法はあるまい。学者を組織して研究グループをつくり、そこで検討するという方法もあるが、学者の意見だけを集約したものでは、実際に利用する場合、社会性に欠ける。やはり学者、ジャーナリスト、政治家などを網羅した「社会保障臨調」のようなものをつくらねばならないだろう。

日本に「大物」がいなくなったことが社会保障臨調の成立をむずかしくしている。そこに座っているだけで一種の雰囲気を持っている、風格のある人がかつてはいた。しかしいまは、大内兵衛《おおうちひょうえ》、東畑精一《とうばたせいいち》、有沢広巳《ありさわひろみ》、沖中重雄《おきなかしげお》、武見太郎《たけみたろう》といった大物はどこを探してもいない。

これは、社会保障に限らずすべての分野でそのようである。このため会議自体に重みがなくなり、役所からも軽視される原因になっている。

代わって企業や団体のシンクタンクのつくった部厚いレポートが幅をきかせている。私はこういったレポートには必ずＡ４版１枚程度のサマリーをつける必要があると思う。大部のレポートを読む人は少ない。まして、国民の賛同を得なければならないレポートであるとしたら、わかりやすく、コンパクトなものでなければならない。

8. 与野党が協議し国民の合意得て実施へ

民主党の「マニフェスト」は選挙を重ねるごとに上手になってきたように思う。しかし、まだ、国民の心の琴線に触れるまでにはいたっていない。

さて、グランドデザインができたとして、その案は自民党との間で詰める必要がある。本来、日本の社会保障はさきにも説明したとおり、諸外国のように革新政党ではなく、保守政党（自民党）がつくったものである。両者で協議するとしても、それほど対立点はないとみていいのではないか。どちらかがとくにこだわらなければ、意外にスムーズにいくかもしれない。

次に、国民のコンセンサスを得なければならない。その方法は理想をいえば「国民投票」ということになるが、手間もとるし、経費もかかる。国民投票とおなじレベルの効果を期待できる方法があるのではないかと思う。

恐らく、国民に聞く全体の設問は最終的には10項目ぐらいになるだろう。それまでのプロセスはマスコミにも報道される。なるべく多くの人にアンケートを行い、その結果を統計分析によって国民世論を反映したものにするという手法はとれると私は思う。

こうして求めたアンケート結果を再修正などして成案にし、厚生労働省に実施させるということになるだろう。

ただ、これにいつまでも時間をかけるわけにはいかない。せいぜい3年くらいの間に決めないと、医療と年金は放置されたままになり、国民は浮かばれない。かりに改革案が成立しても、実施までには時間もかかるだろう。もし保険の一元化でも実施するとなれば、大変なことになる。

いずれにしても、半世紀にも及ぶ社会経済変動に対応する社会保障改革を実施するのは、いまが最後のチャンスである。社会保障を政争の具にしていては国民は救われないし、日本は滅びるかもしれない。

第4章　医療保障改革の最大の課題―老人医療

1．次々に登場する老人をめぐる問題

日本の医療保障を見渡して「グランドデザイン」を描き、国民的な議論を展開していくことがいま最も必要とされているが、具体的に個々の問題を考えると、一番の課題は老人医療に対応するシステムをどう構築するかであろう。

日本の将来推計人口（平成18年12月推計）による人口構成をみると、65歳以上人口は2010年、総人口の23・1％と推計されているが、総人口の減少に伴い2025年には30・5％、50年には39・6％に高まる（参考資料②）。

日本の老人の医療保障は、もともとの案の立て方が現代社会に適応していないうえに、すべての対策が後手に回っている。毎年1兆円ずつ増える医療費の大半は老人が増えることによるものとみられるが、その財源手当ても「五里霧中」である。

日本の医療は現在、救急、産科、小児科といった激務の診療科から崩壊を始めているとみられるが、次には、老人医療でニッチもサッチもいかない状況に追い込まれることになるのではなかろうか。老人に限らず現役の人たちも家族のなかに複数の老人

（親たち）を抱え、十分に医療や介護を受けられない現実に戸惑っているのは、老人医療をはじめ老人対策全体が「どうにもならない状況」に追い込まれていることを示すものである。財源が足りないから消費税を導入すればいいというような単純な問題ではない。

老人をめぐる問題は、次々に新しい装いで登場するといってもいい。最近（2010年）では「消えた老人」といわれる戸籍上だけ生きている高齢者、それも百歳以上の人々が全国的に数多く発見された。素人目には、日本の女性の平均寿命世界一に影響するのではないかと思われるが、実際にはそこまでの影響はないようだ。そして、多くの国民を驚かせたのは、家族の人たちが、親の行方をまったく知らないということであった。この現象について識者が、「いまは、そういう時代になったのだ」と答えていたのにも驚いた。

少し前の話になるが、2009年3月19日深夜、群馬県渋川市の無届けの老人ホーム「静養ホームたまゆら」で火災が起き、建物内にいた22人のうち10人が焼死するという痛ましい事件があった。この建物は消防法の規定を守っていなかっただけでなく東京都の生活保護の適用を受けたが住むところがないため、都内の区役所からこの施設に紹介されて入所していた人が多数いた。しかも区役所は、この「たまゆら」が老人施設としては欠陥施設であることを知っていて紹介していた。「やむを得ない」と考えていたわけである。東京23区から、たまゆら同様の施設に紹介されて入所している人は、火災のあった当時、百人以上もいたという。劣悪な施設と知りながら紹介するのは、都内には適当な施設がないためである。また、「たまゆら」のような施設には家賃の問題から入所する人がいるために、次々につくられるという悪循環を生じているのである。

2. 大家族主義が前提だった日本の老人対策

こうした「事件」が次々に起こるのはいろいろな背景があるのだろうが、ここで見逃してはならないのは、日本の老人対策の底流に、すでに機能しなくなった「大家族主義」という考え方があり、これを基本にして制度が構築され、そのまま半世紀近く推移してきたという問題である。日本が国民皆保険・皆年金に踏み出した昭和36年は終戦から10数年しかたっていない時期で、一部にはたしかに大家族主義が残っていた。

しかしその頃には、すでに高度経済成長がスタートしており、都市への人口集中が始まり、これらの人々は核家族であった。地方から出てきて大都会に住んだ人たちは、当初は単身だが結婚して家族をつくると核家族となり、生まれた子どもは大きくなって結婚すると家を出る。残るのは老夫婦だけであり、住宅を持たない場合、大都市では老人が家を借りるのはむずかしい。年をとって再び出身地に帰ろうと思っても、両親がいなくなったときに実家の家は処分している。結局は半世紀をすごした都会に住まざるを得なくなる。

老夫婦が揃っているときにはまだいいが、老人ひとりだけになると、家主が家を貸してくれない。家賃が取れないと心配するからである。日本にはそういう人をサポートするシステムを有する市町村や区役所はまだまだ少ない。「社会政策は国がやるもの」との考えが強いうえに、地方自治体が成長していない面もある。それが幽霊老人を生んだり、「たまゆら事件」になったりするのである。

国が、大家族主義にのっとって、家庭内労働力に余力があるという前提で老人対策を展開しているのは、国民の眼からみると「見当違い」である。日本の家庭に労働力の余力のようなものはまったくない。たとえば、国は在宅介護を奨励する。しかし、そんな余力はない家庭がほとんどであろう。国は訪問介護もするので在宅で十分できるというが、実際にはひとり暮らしの人などなかなか訪問介護を受けにくい。日本の場合、家で手伝ってくれる人がいるという前提で施策を行っているとしか思えない。

3. 老人は孤独との前提で政策をつくる北欧

北欧を旅行すると、介護の施策が日本とは根本的なところがちがうと感じる。北欧では、大家族主義を前提とした国などない。老人はもともと孤独だという考えで政策が行われている。きわめて興味があるのは、スウェーデン政府は1938年以来、一定の人口に対して一定の病院を建設すれば、国民に医療は十分供給できると考えて病院整備を行い、1975年にこれが一応完成した。

しかし、病院を整備しただけでは十分でない。やはり「総合医」(家庭医)が必要ということになり、今度は総合医の養成に力をいれはじめた。

ただ、スウェーデンの場合、専門医の医師しか養成していないいため、日本の開業医のようにひとりで診療を行う医師の誕生はむずかしい。結局はグループ・プラクティスといわれる各科の診療医が集まった形の「総合医」がつくられるようになり、かつての「赤ひげ」的医師はスウェーデンでは珍しいものになりつつある。したがって、イギリスやフランスのGP(ジェネラル・プラクティショナー)とはちがった形の総合医が誕生している(イギリスも全体的にみると、現在はスウェーデンと同じ方向に進む傾向にある)。

1975年頃、スウェーデンで保健省を中心に、「人間はいかなる場合も、収容した形での生活を強制すべきではない」という主張が出てきた。それまでのスウェーデンは日本とちがって両親と一緒に住む家族は全体の2~3%にすぎず、多くの老人は老夫婦2人だけで住んでいた。ひとりになると施設に入る人が多く、各種の施設がつくられていた。しかし、保健省では、「賃貸のアパートでも自分の住居として住むべきで、施設に収容される形は好ましくない」という主張が支配的になり、全国に多数存在する「ナーシング・ホーム」を全廃しようというところまで議論は進んだが、「全廃すると大変なことになる」というナーシング・ホーム側の猛反対でとりやめになった。

しかし、この考え方にもとづき、現場の医療機関やそれを統轄する形になっていた老人病院（ゲリアトリック・クリニケン）などで試験的にではあるが徹底した在宅介護が行われた。そのひとつを1986年に見学し、ある寝たきりの患者の介護につき合った。この患者は自分では動けないため、一晩に4回も訪問介護が行われる。「寝返りを打たせるため」の訪問で、大変な手間がかかる。この老人病院の院長は「一晩に4回も訪問する濃厚な在宅介護をすると、施設に入所するほうが経費がかからない」といっていた。本来の在宅介護は非常に高くつくのである。

ところが、日本の厚労省が在宅介護を進めるのは、そのほうが国の経費が安くつくからである。もはや崩れてしまった大家族制を前提にして老人医療制度を構築しているところに無理がある。

4．老人が入る病院も施設も少ない

老人医療でよく質問されるのは、「どうして老人が入院する病院がないのか」ということである。年をとると、若いときのように健康という人は当然減る。とくに後期高齢者といわれる75歳以上の人では、ふつう、30種類の血液検査をして全部正常という人はまずいない。４つも５つも病気を抱えた人も多い。端的にいうと現代医療の進歩は寿命の延長に大きく貢献しているが、すこし斜に構えてみると、「医学の発達で死ななくなったが、病気を抱えて生きている状態の人も多い」といえないこともない。

現代の日本の医療制度のもとで、病気になった場合、急性疾患であれば手術等を目的として入院できる病院は結構ある。しかし、長くても３週間で退院させられる。これは、一定の期間をすぎると急性期の患者の入院料が減額されるためだ。はやく退院してもらって、次の患者を入院させたほうが病院にとってプラスになるからである。退院させられた患者は、入院中の治療で全快すればいいが、若いときならともかく、年をとるといろいろ後遺症も残るし、他の病気を抱えていることも多い。

後期高齢者になると、たいていは複数の病気を抱えていて、実際にはどの病気から治療をしたらいいのかの順序もよくわからない。若い時代と老齢期とは身体の状態がまったくちがうといってもいい。自宅療養というのも簡単ではない。第一に、同居している家族が大変である。経管栄養とか人口呼吸とか人工透析などをしていないと、生きていけない老人も多い。

それでも介護してくれる家族がいる人はまだ恵まれているわけで、介護してくれる人が誰もいないと、どこかの施設に入って面倒をみてもらいたいと考える。しかし、いまは、そういう施設が少ない。民間の介護つきのマンション（ケアつき住宅）は高額な料金で、とても庶民の手の届くものではない。

5．社会的入院・療養病床――老人の最後の砦を失う

厚労省は「介護を必要とする人には訪問介護をします」という。たしかに介護保険によって訪問介護が行われ、入浴サービスまでできるようになっている。しかし、多くの国民は、介護と同時に「医療」も行えるところで安心して生活したいという希望が強い。

こういった人たちは、かつては療養型病床群といわれた一種の老人病院に入っていた。これは老人にとっては「最後の砦」であった。ところが、この病院は無駄に使われているとして、小泉内閣の時代に半減することが決められ、高齢者は行き場を失った。そして、慢性期の病院の入院料はぐんと下げて病院には経営的にも圧迫を加えた（介護療養型医療施設は2012年3月に廃止する予定だったが、2017年3月まで延期されることとなった）。

ここにいたるまでのもうひとつの伏線は、「社会的入院」といわれる現象に端を発したものである。社会的入院が社会現象として問題になったのは北海道で、北海道の冬は寒く、病院の外来に通院するのは大変である。そこで、秋の終わりに入院させ、一

冬入院している。厚労省はこれを「医療費の無駄」と断じて、社会的入院の廃止に乗り出した。北海道は、住民の感覚がヨーロッパに近く、食べ物も内地より脂肪分が多い。親の面倒をみないという傾向もずいぶん前からあった。

社会的入院の問題のあとに登場した介護保険の発足を審議会で議論しているとき、私は当時の自民党の政調会長に呼び出されて、次のようにいわれた。「あなたたちが創設しようとしている介護保険というのは親不孝を奨励するようなもので、私は反対だ。日本古来の美風である親孝行に反旗をひるがえしている」。そこで私は、「先生の出身地は人間より猿のほうが多いような地域で、人間はみんな大家族で団結している。しかし、都会は先生の出身地とは生活も人々の考え方もまったくちがいますよ。いま手を打って介護保険をつくってても時すでにおそしかもしれませんよ」と答えた。すると、この政調会長は、「きみもいうもんだな。しかし、親不孝の奨励だという私の考えは撤回しない」といった。さすがにこの意見は自民党内でも「古い」といわれ、介護保険は誕生にこぎつけたが、政治家の体質が決して新しくはないことを私は痛感した。

療養型病床群の半減については、私もかなり疑問に思ったので担当の厚労省の役人に聞いてみた。すると彼は、「私もひとつぐらい老人が行きやすい医療施設があるほうがいいと考えます。しかし今回は、背に腹はかえられなかったのです」と答えた。

何が背で何が腹かということを考えてみると、背は財政、腹は療養型病床群ということになる。もっとはっきりいえば、「総理の命令には反対できない」ということなのである。総理は管理能力が必要で、権限も持つべきだと思う。しかし、どう考えても国民が困ることを「財政のため」に断行することは許されないのではなかろうか。財政上、予算を削減したいのなら、まず国会議員数を減らし、議員の歳費を下げてはどうか。療養型病床群の削減に比べて金額的にも比較にならないと思う。

6. リハビリの回数制限――政治・行政に責任

小泉時代に最も「えげつない政策」だったのは、リハビリテーションの回数を制限したことである。これはさすがに後で修正したが、こうした医療政策の展開は「医療がわかっていない」といわれても抗弁できないだろう。

リハビリテーションは「第三の医学」といわれているように、基本的には「残存能力を開発して社会に適応させる」ことを目標としている。まさに老人医療の最大のポイントなのである。若い人の交通事故などにもリハビリは大活躍しているが、老人のリハビリとは若干ちがう。若い人のリハビリは完全に元に戻って回復するが、老人のリハビリはもと通りにならないのが大半である。形はいろいろあるが、後遺症のようなものは残ることが多い。「残存能力を開発して社会に適応させる」ことが老人医療には重要なのである。

全治は望めないので、身体をなだめながら余生を送る、痛みなどと「共存」しながら生きていく。いいかえると、「老後はリハビリテーションと道連れ」といえる。

リハビリテーションの訓練は、決して楽しいものではないし、ときには痛みも伴う。誰も喜んでやっているのではない。スポーツジムはプロのスポーツ選手になるとか健康増進とかいった自主的意識があるが、老人の脳卒中や脳梗塞のリハビリは、残存能力をできるだけ開発し、何とかもとの能力に近づこうと努力しているのである。本人はもちろん医療にたずさわる人たちも真剣勝負で挑んでいる。とくに患者の努力は大変なものである。

そしてリハビリは、どれだけやればどれだけよくなるかもはっきりしていない。それをリハビリは何日間というように機械的に制限してしまうのは暴挙に近い。リハビリをいつ始めていつやめるかは、医師の判断に任せるべきで、予算の都合で決める問題ではない。

脳卒中で倒れた場合、かつては「動かすな」というのが定説だった。しかし、これはあやまりで、脳卒中後、できるだけはやくリハビリを始めるほうが予後がよく、寝かしておけばまちがいなく寝たきりになることがわかってきて30年ほどたつ。

人間は動物であり、動いているのが常態なのである。だから寝たきりゼロを実現する武器はリハビリしかない。患者は残存能力を開発するために歯を食いしばって頑張っている。あまりリハビリをしないために、寝たきりになったり、早く死んでいった患者を私は数人知っている。それくらい苦しいのがリハビリである。国はリハビリで頑張っている患者に報奨金をだしてもいいくらいである。

いま「老人難民の時代」といわれる。これは老人に問題があるのではなく、老人に対する政治や行政に責任があることを関係者は肝に銘じてもらいたい。

7. 日医案は90％公費——自公政権が後期高齢者医療制度創設

老人医療費が日本の財政を圧迫するという問題は、昭和50年代頃から問題にされ始めていた。このことを旧老人保健審議会ははやくから気づいていて、かなり突っ込んだ議論をしてきた。当時はまだ組合健保は多少の余裕があり、旧政管健保（現在の協会けんぽ）は国の補助金はあったものの、何とか黒字だった。財政に危険信号が灯っていたのは国民健康保険で、日本の老人医療をまかなうため各保険から医療費の70％を拠出する新しい負担方式を導入した老人保健制度が１９８３年2月からスタートした。しかし、現実には各制度間・世代間の負担の不均衡の拡大がめだち始めた。

この問題は日本の保険制度の在り方の根本にかかわることは識者の間では理解されていた。それは、日本の医療保険がヨーロッパ各国のように国保一本に統一されておらず、掛金も給付もちがうという矛盾を抱えていた点にみられる。そのため、組合健保に加入しているサラリーマンが退職すると、国保に加入したりするので、国保は赤字を一手に背負うことにもなりかねない。

　老人医療費はどんどん増えるため、国保の負担だけでなく、各健保組合の拠出金負担が増大し、不満も高まっていった。国も老人医療費について本格的に考えねばならなくなった。そして今世紀の初頭、日医会長だった坪井《つぼい》栄孝《えいたか》氏が「医療のグランドデザイン」を提示した。この案は、老人医療費は75歳以上を一本にまとめて、財源は10%を自己負担、90%を公費負担にするというドラスティックな案だった。

　この「90%公費負担」に自民党も厚労省もたじろいだが、老人医療は何とかしないと現行制度が早晩行き詰まるということもあって、厚労省で検討した結果、自民党政権はこれまでの老人保健法を全面改正した後期高齢者医療制度（自民党政権下では「長寿医療制度」と称した）を２００８年度から導入した。

　この制度は75歳以上を対象にし、医療給付費の約5割を公費（税金）、約4割を現役世代からの支援金、約1割を高齢者自身の保険料でまかなう。高齢者にも一定の負担をしてもらうことをねらった。75歳以上にかかる医療費は10兆1千億円と全体の約3割を占め、今後さらに膨らむ可能性が強い。後期高齢者医療制度は「25年ごしの集大成」といわれ、かなり精密にできていると評価された。

　ただ、高齢者に保険料納付を個人単位で義務づけ、年金から天引きしたことなどが批判の的となった。また、「後期高齢者」というネーミングが高齢者の神経を逆なでした面もあった。「勝手に年齢の線引きをした」「後期高齢者は〝はやく死ね〟といわんばかり」といった反発である。これは当時、「消えた年金」や社会保険庁の不祥事などのミスが重なり厚労省のやることはすべてよくないという「いいがかり」をつける風潮のせいもあった。

8．制度廃止後の中間報告——制度の持続性や財源不明

２００９年夏の衆議院選挙は、「後期高齢者医療制度の廃止」を掲げた民主党が勝利した。長妻厚労相は「２０１３年度に新制度に移行させる」ことを表明、高齢者医療制度改革会議（座長＝岩村正彦東大教授）が検討作業に入っていたが、２０１０年８月に中間報告※をまとめた。

中間報告は1、４００万人いる75歳以上のうち約8割を国保に移し、75歳以上あるいは65歳以上の人たちを別勘定でくくり都道府県単位で財政運営する。しかし赤字が深刻な国保に75歳以上が一括加入すれば、財政はさらにきびしくなる。財政収支が悪化すれば、保険料引き上げなど住民から反発を受けかねない。また高齢者の病院窓口負担や制度の運営責任など明記されていない点も多く、調整が残されている。その主な内容は参考資料④のとおりである。

※2010年12月には、最終とりまとめが公表された。最終とりまとめでは、70歳代前半の窓口負担を段階的に本来の2割負担にすることや、制度の財政運営を都道府県が行うことなど、中間報告で継続協議になった項目が明らかにされた。

後期高齢者医療をどう仕組むかは、大別すると2つしかない。ひとつは分立する医療保険制度を一元化し国保一本にすること、もうひとつは後期高齢者の部分を公的に処理することである（イギリスのNHSのような形）。ただ、留意すべき重要な点は、いまのように老人が自由自在にどこでも医療を受けることができるという「アクセスのよさ」のままでは、老人医療を仕組むのはほとんど不可能に近いだろうということである。

ところで、今回の中間報告を厚労省の幹部がよく認めたと不思議に思う。かつての厚労省であればこの中間報告を読んで、「もう少し再考してもらいたい」と会長につき返したであろう。それだけの専門家集団としての能力とプライドを官僚は持っていた。今回の報告をみて、「結構です」と思った役人はひとりもいないのではないか。

今後さらに費用が増える高齢者医療制度の持続性をどう高めるのか、肝心の財源はどうするのか。現行制度の「廃止ありき」の考えが先行して、素通りしている。高齢者医療のような膨大な医療費の配分を決めるには単なる財源論でなく消費税の増税問題がからみ、政治的に大きな決断を伴う。学者や利害関係者で構成するこの改革会議の手に負えるものではないという面もある。

いずれにしても、この中間報告ならば、現行制度のほうがすぐれているといえるであろう。

9. 60歳以上の透析は保険外「どうせ老人だから」

では、老人医療を一体どうすればいいのか。財源捻出を考える前に、日本のお年寄りにどういう医療を提供すべきなのか。限られた医療財源を合理的な仕組みで提供し、その費用を国民全員で負担する以外に方法がない。そのためには、取れるところから取ればいいという安易な考えではなく、高齢者にも相応の負担を求める必要がある。

また、老人医療を考える場合、「老人は社会に貢献してきた大切な先輩だから、病気になれば十分に治療・看護・介護すべきで、金に糸目をつけるべきではない」という意見があるが、それでは年金や税制を含めて若い世代の負担は重くなる一方である。現役世代の医療費負担を過重にしない工夫を真剣に考えるべきである。

老人医療の問題は日本だけではなく、世界の先進国すべてが頭を抱えている問題である。さきにも触れたがヨーロッパに目を転ずると、日本人には考えにくいようなことが平然と行われている。イギリスやドイツでは60歳をすぎると人工透析は健康保険の適用を受けられなくなる（全額自己負担）。透析している人が60歳になると「金の切れ目は命の切れ目」になるが、この施策をめぐって大反対のデモがあったという話は聞いたことがない。

これに関連して思い出すことがある。30年以上も前だが、テレビの取材でイギリスに行ったときのことである。バーバラ・カースルという労働党の保健大臣にインタビューしたさい、イギリスでは当時、家庭医から病院の勤務医に紹介してもらっても、待ち時間が長かった。病気によってちがうが、はやい場合でも3カ月、白内障の手術などは3年もウェイティング・リストに載せられたままだった。そのことを聞くと、最初は「よくできる医師は仕事が多くて忙しいので、ウエイティング・リストも長い」などと答えていたので、「白内障も3年待たされるとかすんで見えなくなってしまわないか」と食い下がったら、「そうかもしれないが、どうせ老人ですから」と答えたのには驚いた。

もし、日本の厚生大臣がこんな答えをしたら、たちまち大臣のクビは飛ぶだろうと思ったが、イギリス人にいわせると、「それはふつうの答弁です」ということだった。その後、このことを私は考えてみたが、どうしても頭の中で整理がつかなかった。「どうせ老人ですから…」という答えは、老人問題のある面を示していることは事実だが、軽々には「口にだせない言葉」である。しかし、これは老人問題を直視した結果で、情緒的にモノをみないということなのかもしれない。

これについて私が到達したひとつの考え方は、日本語の「あきらめる」という言葉であった。あきらめるというのは「明らかに見える」ということで、「よく見てみたらそうだった」ということになるのかもしれない。人工透析の問題も、金があればなんということもない。金がないから透析をあきらめなければならなくなる。

10. 人なみに生きてきた——平均寿命がひとつの尺度

ドイツ人の医師に、60歳になったら透析を健保でみないことをどう思うか尋ねてみたことがある。彼は、「結局は仕方がないのではないか。それまで透析してきたことによって60歳まで生きることができた。それに感謝してもらい、それ以上は希望しないと思うようにお互いが考えるべきなのではないか」といっていた。

日本だったら恐らく、さきのイギリス保健大臣の意見も認める人は少ないかもしれない。しかし、あるドイツのジャーナリストは私に、「その問題を考える場合、最も重要な点は、すべてのものごとには制限がある。制限のないものはないし、ルールのない社会はないということだ」と述べていた。このあたりに、問題を解くカギがあるのかもしれない。

しかし、考えれば考えるほどわからなくなってくるのもこの種の問題である。たとえば何歳まで生きたいかというのは、人によってちがう。なかには年齢で区別するのはまちがいで、おなじ年齢でも元気な老人とそうでない老人がいるという人もいる。しかし、元気でない老人が長い間生きたいと思っているかもしれない。私は年齢で切ることは最も公平なことのひとつであると思う。

政府の委員会などに出席していると、年齢はとっても頭が冴えて元気な人もいるが、反対にまだ60歳なのに老けこんでいる人もいる。それをひとりずつ区別するのはかえって不公平だともいえる。だが、年齢というのはその年数だけ生きてきたわけで、それを基準にするのは公平な尺度である。

そういう角度からみると、平均寿命というのはひとつの尺度になる。誰でも平均寿命まで生きると、「一応、人なみに生きたな」と思うようになり、ここから生への執着が少しずつ薄れていく人は多いといわれる。「人なみ」というのは、ある意味で貴重な尺度ともいえるように思う。

こうした点からみて、さきに紹介したイギリスやドイツで、60歳をすぎると人工透析を健康保険から外す問題を考える場合、60歳という根拠はきわめて薄弱なのではないかと思う。しかし、たとえば日本の場合、糖尿病による医療費は年間2兆円だが、インスリンの薬代や診察料、薬剤費というのは8千億円である。ところが糖尿病に起因した人工透析（腎症）の透析料は1兆2千億円もある。保険で制限しようという国が出てくるのは故なしとはしない。

11．老人の住む場所を確保――若い人とちがう老人の医療

老人医療は、お年寄りに十分満足してもらって、効率もよく、経費もリーズナブル

なものでなくてはならない。日本の場合、医療費の捻出にばかり目が向いて老人医療の在り方がないがしろにされているように思う。問題点は無数にあるが、まず第一に必要なのは、老人の住む場所の確保ではなかろうか。いまの日本の老人は裕福な人は決して多くないし、親を大切にするという意識はかなり薄れて、孤独な老人が多い。自分の住む場所さえ、十分に確保できない人も多い。ダンボール箱に住む老人も結構いるし、家主たちも老人に部屋を貸したがらない。立派な施設のある部屋は高額で、ふつうの老人には手が出ない。

市区町村でお年寄りの住宅に配慮してくれる自治体は少ないし、さきに説明したように群馬県渋川市の「たまゆら」のような例があとを絶たない。まずお年寄りの住宅確保が大切である。心身に衰えがきている老人には、特養や賃貸料の安いケアハウスをつくって提供すべきである。これからの日本では、単身の老人が増えることは火を見ることより明らかであり、しかも、家族の援助がない老人が主流になるだろう。

さらに重要なのは、国は在宅医療や介護で安上がりをねらってはいけないということである。急性期を経過したあとも家庭で看護や介護を続けるのはむずかしいことを知るべきである。そのときの「最後の砦」としての療養型病床群は残してもらいたい。欧米にあるナーシングホームのようなものを必要数だけ確保すべきである。そういうものがきっちりと整備されていれば、「社会的入院」も減るであろう。

ナーシングホーム：中重度者を対象として、職員が常駐し、24時間体制で介護・看護サービスを提供する施設。数十人が集まる大食堂等の共有スペースがある。

ここで提起しておきたい問題は、病気の治療について、老人と若い人たちとはまったくおなじように行っていいものかどうかということである。誤解のないようにいうが、老人は「先が短くてやがて死ぬのだから適当にやれ」というのではない。たとえば「手術」の場合、老人は体力も低下しているし、手術をするとかえってはやく死ぬ危険性が高いときもある。あるいは、手術をしてもしなくても余命に大差がないという場合もあるだろう。一概にはいえないとしても、若い人とおなじようにしないほうが予後がいい場合もあり得るだろう。

したがって、体力を必要とする手術は、するかどうかを老人の健康状態に留意して決めるのが妥当ではないかと思われる。昭和の終わり頃でも、70歳をすぎた人の臓器全摘出などはするなといわれていた。このことは、そのお年寄りにとってどうしたら一番しあわせかを考えて治療方針を決めることを意味する。若い人なら「こうすれば全治する」ということがはっきりしているが、老人の場合は千差万別である。

12. 老人医療にこそ総合医を——老健施設が老人医療の拠点

老人医療の在り方を考えさせられる問題で、こういうケースがよくある。ある大学病院でお年寄りの患者が数科の診療科で治療を受けているが、たまたま3つの科で別々の病気で手術と放射線治療と化学療法の3つを受けることになった。しかし、患者にとってどの順番で治療を受けたらいいのかよくわからない。各科の先生に聞いても「私のいう治療をまずやってください」というだけである。

これは考え方によれば「ぜいたくな悩み」かもしれないが、実は大きな問題が内包されている。この問題がなぜ起きるかというと、この患者の身体全体を診ている（把握している）医師がいないからである。つまり医師へのかかり方をまちがっているのである。この人はまず近所の総合医に自分の身体全部をいつも診てもらい、その総合医の手に負えない場合に大学病院や大病院に紹介してもらうような医師のかかり方をしなければならない。専門医にいきなりかかるだけで、総合医を持たない医療は、これから改めていかねばならない。患者だけの問題ではなく、医療提供のあり方にかかわる問題である。

とくに老人医療には、総合医制を導入することが医療の効率性という面からも絶対に必要である。いきなり大病院や大学病院に行くのは「邪道」だと考えるべきである。そうした施策を全国的に展開することを前提にしたうえで私は、これからの老人医療の拠点は老人保健施設に置くべきだと思う。老健施設は病院と家庭との中間施設としてつくられたもので、全国に約28万床ある。1施設はおおむね100床単位で、認知症の患者や脳卒中の心臓血管系患者の予後を担っている。

私は老健施設の役割を次のように考えている。老健施設には100床にひとりの医師が配置されている。これは特別養護老人ホーム（特養）とは基本的にはちがう点であり、老健施設の医師は総合医としての仕事をこなせる人を必ず配置すべきである。だから老健施設は病室を持った診療所の体裁をとり、地区の老人の面倒もみるようにすべきである。

それとともに、現在19床以下の診療所があるが、この有床診療所のベッドを活用すべきである。これをホスピスに転用するとか、療養型病床群とおなじ仕方で利用し、医師は非常勤で支援するような工夫をすべきである。現にそういう利用をしているところもある。総合医機能の充実を各方面で実現することによって、いきなり大病院に行くのを是正していけば、相当の医療費の削減になるだけでなく、お年寄りは安心して医療が受けられるようになる。

こうした問題をグランドデザインとして提示し、必要と考えられる医療費を計算したうえで、「消費税」の議論に入るべきである。「いま医療費財源が足りないから消費税引き上げを」というような安易な態度では国民の賛同は得られないし、わが国の医療保障は老人医療の重圧で立ち往生するだけである。

第5章　公的医療保険の抜本的見直しを

1. 相次ぐ健保組合の解散

トラックの陸運大手、セイノーホールディングス（本社・岐阜県）グループ企業の健康保険組合（加入者約5万7,000人）が2008年8月に解散し、政府管掌健康保険（政管健保）※に移行した。法律的には別に問題がないといってしまえば、それまでだが、これはいろいろの角度からみて、今の混乱した医療の投影のようにも思える。

第一に憂慮されるのは、組合管掌健康保険（組合健保）の解散、政管健保への移行がセイノーHDだけではなく、08年になって13件も起きていることだ（参考資料⑤）。会社の倒産や経営統合以外ではこれまでなかったが、それが急増した理由としてあげられるのは、08年4月から導入された前期高齢者医療制度（65～74歳対象）の医療費の組合健保分負担が激増したことだ。

2. 組合健保は過去最悪の赤字

もともと組合健保の財政は、少なくとも政管健保や国民健康保険（国保）に比べて

※政管健保は国で運営していたが、2008年10月1日、新たに全国健康保険協会が設立され、協会が運営することとなった（愛称を「協会けんぽ」という）。
この章では「政管健保」と記す。

裕福だった。それというのも、組合健保は大企業の社員が加入していて、係累も少なく、本人とせいぜい家族ぐらいが加入している程度で、老人医療費などの負担も少なかった。

しかし、老人保健法が施行されて以来、高齢社会の進展とともに高齢者医療への拠出金が増える一方で、前期高齢者医療制度の導入によって財政悪化した組合健保は解散し、政管健保に移行したわけだ。いわば「背に腹はかえられない」ということのようである。

組合健保から政管健保への移行は法律に触れるわけではない。しかし、どうも腑に落ちない面もないわけではない。組合健保はもともとかなり融通の利くもので、組合によって出産育児手当金を増額したり健康診断を手厚くしたりするなどのメリットもあるが、政管健保はこういったことはきわめて少ない。また、政管健保に移ると、保険料が増額する場合もある。

健康保険組合連合会の2009年度健保組合決算見込みによると、

全国1、473の健保組合の2009年度の経常収支が過去最悪の5、235億円の赤字となったことがわかった。経常収支は2003年度から2007年度までは黒字決算だったが2008年度からは新高齢者医療制度の創設に伴う納付金等の負担増により赤字に転じていた。

2009年度の赤字組合は1、184組合、80・4％で、前年度の68・9％から11・5％増えた。組合数はピーク時の1992年の1、827組合から年々減少傾向にあり、2008年度は1、497組合、2009年度は1、473組合となった（参考資料⑥）。

健保連では過去最悪の赤字となったことについて「拠出金・納付金等の負担に加え、被保険者数の減少と景気悪化に伴う賃金・賞与の引き下げによる保険料収入の減少が主な要因」と分析。白川修二専務理事は記者会見で、2011年度も保険料収入の増収が期待薄であること、また、拠出金・納付金等負担の増加や高齢化に伴う医療費の増加などが考えられるとして「明るい兆しはまったくない」とコメントした。

「組合健保は景気のいいときにはメリットの恩恵に浴して、悪くなると政管健保に移るというのは、虫がよすぎるのではないか」という見方もある。つまり組合健保のメリットのために、負担増にもう少し耐えてもいいのではないかという見方である。

解散した西濃運輸健保組合は、グループ31社の従業員と扶養家族計5万7、000人が加入していた。西濃健保が2007年度に75歳以上の老人保健制度とサラリーマンOBのための退職者医療制度に支出したのは35億8、700万円にもなっている。高齢者関係の支出は加入者から集めた保険料の60％に相当するという。こういった「負担の押しつけ」のようなものは根拠がないという指摘もある。

日本総合研究所主任研究員の西沢和彦氏は「組合健保が多額の負担金を背負わされる根拠はないのではないか。今のままで推移すると2015年度には、組合員への医療給付費と所得移転の合計はほぼ同額になる。こういったことをする根拠は極めて薄弱である」(朝日新聞08年9月13日朝刊)といっている。

組合健保から政管健保に移ると、その分だけ政管健保への国庫補助が増えることになる。この増額を再び組合健保に転嫁するのは明らかに悪循環である。

3. 保険は国保に一元化を

この問題についてはっきりしているのは、どういう形で誰が負担するにしても、結局のところは国民の負担によってまかなわなければならないということだ。ここのところは国民の共通認識として持たねばならない。世間では国庫負担というと、国民は関係なく、天から降ってくるように思う人がいるが、これはまちがいである。国庫負担は税金によって成り立っているわけで、国の支出はつまり税金にはね返ると考えるのが当然である。

医療費の負担は、税金をはじめどういう形にせよ、帰するところ国民が負担しているのである。このわかり切ったことを理解せず、「税金は金持ちが払うので自分には関係がない」と考える人もいる。所得税には多少こういった面もあるかもしれないが、消費税はちがう。物を買えば税金がかかるので、むしろ低所得者のほうが負担がきつい面がある。

この問題を根本的に解決するには、私は保険制度を1本にして、すべて税金でまかなうことが一番公平だと思う。組合健保、政管健保、国保の順で保険制度は優遇されていて、国保が一番冷遇されている。おなじ日本人でありながら、掛け金も給付内容もちがうというのは不公平ではないか。国保1本にして、所得に応じた税金を払い、全国民が同一の給付を受けるのが正しい姿ではないだろうか。

医療保険の近年の財政状況をみると、国保をはじめ軒なみ赤字であり、制度改革は大変なので役人はやりたがらないが、組合健保が財政危機に陥り政管健保が都道府県別に再編成された（協会けんぽ）のを契機に、本格的に制度全体を一元化する方向で考え直すべき時期にきている（参考資料⑦）。

第6章　国民医療費・診療報酬・中医協

1. 国民医療費

わが国の医療費をみるときのひとつの手がかりは、厚生労働省が2～3年おくれで発表する国民医療費と、1年おくれで発表する社会保険を中心とした概算医療費（国民医療費の98％をカバー）である。

国民医療費の分析によって日本の医療費のマクロ的な特徴を明らかにすることができる（参考資料⑧）。

国民医療費は毎年1兆円程度ずつ増えており、2007年度は3％増えて34・1兆円である。2000年度以降の国民医療費の推移をみると、診療報酬改定や制度改正がない年度には、医療費は高齢化等によって3％程度伸びていることが読みとれる。これに対して、診療報酬の改定や制度改正が行われた場合には医療費の伸び率はより低いものとなっている。

2007年度の国民医療費の特徴と、国民医療費と老人医療費の推移をみると次頁の図のとおりである。

国民医療費の特徴（平成 19 年度）

①年齢階級別　⇒　65 歳以上（人口の 2 割）で約 5 割、75 歳以上（人口の 1 割）で約 3 割

国民医療費（34.1）

65 歳未満：46%（15.8）	65 歳以上：54%（18.3） ［70 歳以上：43%（14.8）、75 歳以上：31%（10.5）］

②財源別　⇒　患者負担等は 14%、税・保険料といった国民負担で 86% をカバー

公費（税）：37%（12.5） ［国：25%（8.4）、地方：12%（4.1）］	保険料：49%（16.8） ［事業主：20%（6.9）、被保険者：29%（9.9）］	患者負担等 14%（4.8）

③費用構造　⇒　医師等の人件費：約 5 割、医薬品：約 2 割、その他：約 3 割

医師等の人件費：49%（16.8）	医薬品 22%（7.4）	医療材料 6%（2.1）	委託費・光熱費等 23%（7.8）

④医療機関別　⇒　病院：51%、診療所：24%、歯科診療所：7%、調剤薬局：15%

病院：51%（17.3） ［入院：36%（12.1）、外来：15%（5.2）］	診療所：24%（8.3） ［外来：23%（7.9）］	歯科診療所 7%（2.5）	調剤薬局 15%（5.1）	その他：3%（0.9）

（注）カッコ内は金額（兆円）

国民医療費と老人医療費の推移

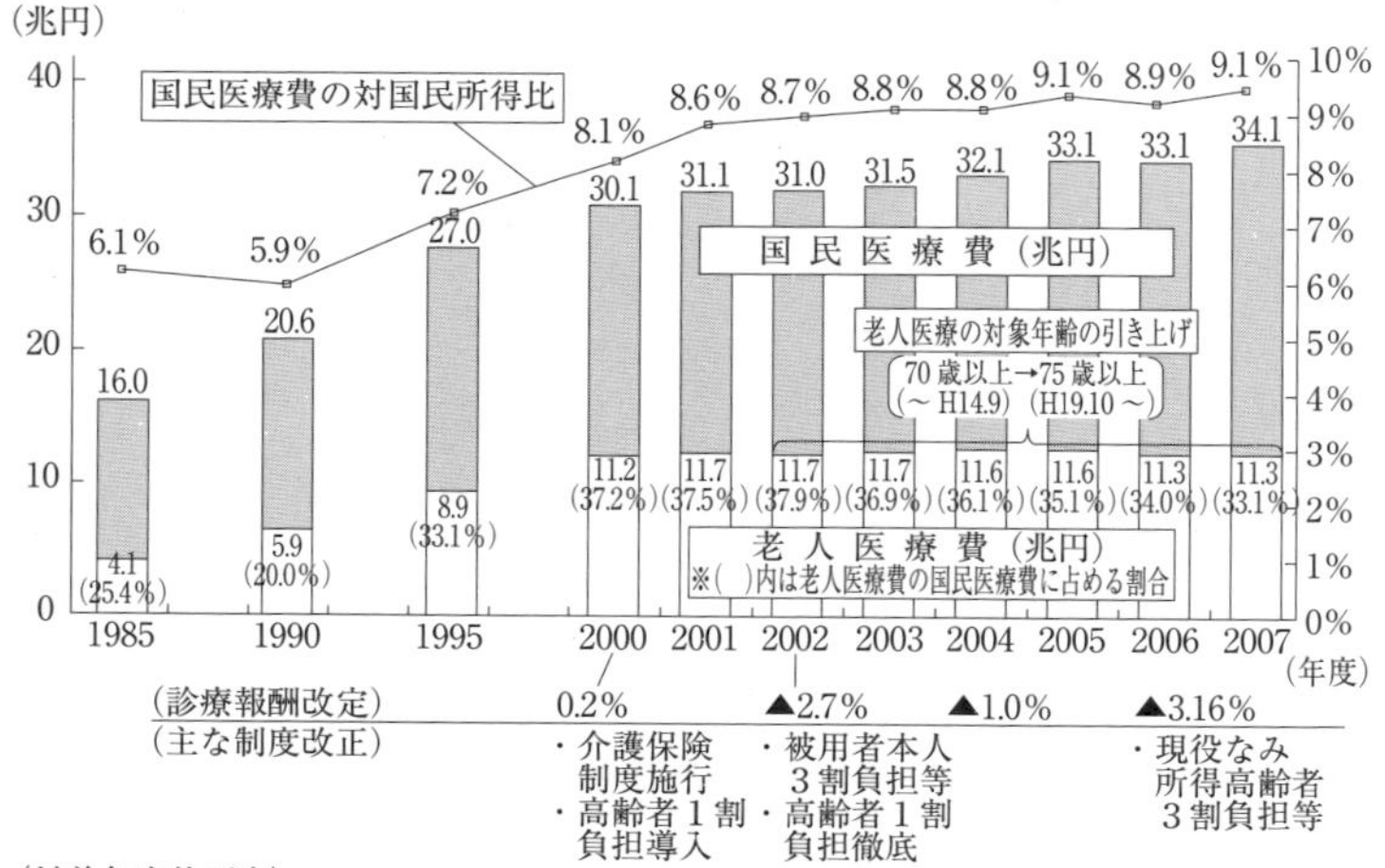

（診療報酬改定）　2000：0.2%　2002：▲2.7%　2004：▲1.0%　2006：▲3.16%

（主な制度改正）
- 2000：・介護保険制度施行　・高齢者 1 割負担導入
- 2002：・被用者本人 3 割負担等　・高齢者 1 割負担徹底
- 2006：・現役なみ所得高齢者 3 割負担等

〈対前年度伸び率〉　（%）

	1985 (S60)	1990 (H2)	1995 (H7)	2000 (H12)	2001 (H13)	2002 (H14)	2003 (H15)	2004 (H16)	2005 (H17)	2006 (H18)	2007 (H19)
国民医療費	6.1	4.5	4.5	▲ 1.8	3.2	▲ 0.5	1.9	1.8	3.2	0.0	2.9
老人医療費	12.7	6.6	9.3	▲ 5.1	4.1	0.6	▲ 0.7	▲ 0.7	0.6	▲ 3.3	0.1
国民所得	7.4	8.1	0.1	2.0	▲ 2.8	▲ 1.5	0.7	1.6	0.5	2.1	0.3

（注）14年10月以降、老人医療については対象年齢の引き上げを行っているため、「老人医療費」は対象年齢引き上げ後の計数を記載している。

概算医療費（医療費の動向）は2010年度がいちばん新しく、前年度より1兆3千億円増えて36・6兆円である。医療費の伸び率は3・9％で、その内訳をみると70歳以上は4・7％、75歳以上は5・5％と高く、70歳未満は2・8％と低い。高齢化の進展が医療費を押し上げているわけで、70歳以上は全体の44・3％、75歳以上は34・7％で、医療費の半分弱を70歳以上が占めている（参考資料⑨）。

2. 診療報酬改定のプロセスと中医協

ところで、医療費の増減を決めるのに大きな役割を果たすのが診療報酬である。診療報酬は国が決める医療サービスと薬価・材料の公定料金表であり、各医療行為の料金が保険の点数（1点は10円）という形で細かく規定されている。2年に1回行われる診療報酬の改定は、医療費全体の枠の増減額を決定し、各診療行為の点数や薬価に振り分けられる。医療費の抑制とバランスを左右するものともいえる。

診療報酬の改定を審議するのが中医協（中央社会保険医療協議会）である。中医協会長（2010年度当時）の遠藤久夫氏（学習院大学経済学部教授）が2008年に、医療経済フォーラム・ジャパンの研修会で、「診療報酬改定のプロセス」について講演した（参考資料⑩）。中医協の構成にも触れて明解に説明されているので、引用しておこう（『社会保険旬報』08・6・11号）。

そして、わが国の医療改革を進めていくとき、国民医療費、診療報酬改定、中医協の動向は、目を放せない、いわば3つのキイポイントであることを強調しておきたい。

遠藤中医協会長の説明

【診療報酬とは】

保険医療機関等がその行った保険医療サービスに対する対価として保険から受ける報酬（公定価格）

【診療報酬体系の性格】

①保険診療の範囲・内容を定める＝品目表としての性格
②個々の診療行為の価格を定める＝価格表としての性格（1点＝10円）

【診療報酬体系の機能（役割）】

①医療機関の収入源＝医療機関の経営に影響
②医療費の配分＝医療機関の医療費の配分に影響
③医療サービスの提供促進（質の向上）＝医療提供体制のあり方に影響

【診療報酬区分数】
①医科＝約1、700　歯科＝約300
②調剤報酬点数表＝約10区分
③薬価収載品＝約14、000（薬価：医薬品の保険償還価格）

【診療報酬は医療の質と量に対する最強のインセンティブ】
①質に対するインセンティブ（支払い要件等によって誘導）
(1)ストラクチャーの評価
「施設基準」「算定要件」
例①入院基本料の看護職員配置基準
②ニコチン依存症管理料の施設基準＝禁煙治療に係る専任の看護職員の配置など
(2)プロセスの評価
「算定要件」「加算」
例①入院基本料の要件＝入院診療計画・院内感染防止対策・医療安全管理対策・褥瘡対策
②ニコチン依存症管理料の算定要件＝「禁煙治療のための標準手順書」（日本循環器学会等）に則った治療

③褥瘡ハイリスク患者ケア加算＝院内の褥瘡対策チームと連携して褥瘡リスクアセスメントを行う

(3)アウトカムの評価

②量に対するインセンティブ

例①小児科、産科の報酬引き上げ

②在宅医療の報酬引き上げ

③緩和ケアの報酬の引き上げ

【中医協の構成】

◎総会（最高決定機関）

◎診療報酬基本問題小委員会（診療報酬制度に関する審議）

診療報酬調査専門組織／医療機関のコスト調査分科会／医療技術評価分科会／慢性期入院医療の包括評価調査分科会／ＤＰＣ評価分科会／手術による施設基準等調査分科会

◎調査実施小委員会（医療経済実態調査を審議）

◎**診療報酬改定結果検証部会**（改定の結果が目的を達成しているかを検証）

◎**薬価専門部会**（薬価制度に関する審議）

◎**保険医療材料専門部会**（保険医療材料基準価格制度に関する審議）

薬価算定専門組織／保険医療材料専門組織

【中医協委員の構成】

◎**支払側（7人）**

社会保険庁／健保連／連合／患者本位の医療を確立する連絡会（連合枠）／日本経団連／全日本海員組合／香川県坂出市

◎**診療側（7人）**

日本医師会（3人）／全日本病院協会／全国公私病院連盟／日本歯科医師会／日本薬剤師会

◎公益委員（6人）
◎専門委員（10人）

【改定率の決定】

政府・与党調整により予算編成を通じて改定率を決定（12月末）。

第７章　医療のグランドデザインを提示せよ

１．みえてこない医療政策

民主党が天下を取ってかなりたつが、全般的にあまりパッとしないという評価が多い。こと医療問題に関しては、はっきりいって何もみえてこない。

自公連立政権下の小泉純一郎内閣のときと比べると、鳩山由紀夫内閣には、医療をどうにかして立て直そうという努力の跡のようなものがみえなくもなかった。たとえば、国が損害賠償を求められていたＢ型肝炎訴訟では、国側は和解協議に入る意向を表明し、感染を防ぐ対策も進んだ。２０１１年６月には、基本合意書が交わされるにいたっている。このように解決へ向けて努力し、成果が上がっている問題がないわけではない。しかし、崩壊の瀬戸際にある日本の医療をどうするのか、その方向性がまったくわからないのだ。

さらに、２０１１年４月の診療報酬改定では「民主党を支持するのなら診療報酬を上げよう」というケースが目に付いた。日本歯科医師連盟（日歯連）がいちはやく民主党支持を決めたことから、診療報酬改定時には歯科診療報酬費がアップされた（ただ、歯科診療報酬費はいままであまりにも冷遇されていたともいわれる）。

こういったことは「政治」とはいえないのではないか。民主党の政策が国民にいまひとつ理解されないのは、全体としての総合性がなく、その場限りのものが多いからだ。その最たるものは、沖縄の米軍普天間飛行場の移設問題であろう。

これは「論外だ」という人が多いが、医療政策も思い付きが多くて話に一貫性がない。２００９年の衆院選のマニフェスト（政権公約）をみても、医療政策に総合性がまったくない。私がいつも思うのは、マニフェストと思い付きは違うものだということだ。

民主党にはかつて今井澄《いまいきよし》、五島正規《ごとうまさのり》、朝日俊弘《あさひとしひろ》といった医療政策がわかるベテランの医系議員がいた。しかし、現在はいずれも亡くなったり議員を辞めたりして、党や政府の戦力になっていない。民主党には現在も医師免許を持つ議員が数人いる。だが医療政策というのは、医師でありさえすればできるというものではない。医師という職業はきわめて専門的で、なかでも専門医は特定の診療科や分野において高度な知識や技術、経験を持っている。そのような医師が医療政策を立案したり行政を展開したりする能力があるかどうかは別問題である。

2. 日医が示したグランドデザイン

私がいま、民主党に一番要求したいことは、医療のグランドデザインの提示である。グランドデザインとは全体構想という意味だが、特別詳しいものでなくてもいい。スケルトン（骨組み）を明示してほしいのだ。スケルトンといっても、その構築は実際には大変な努力を必要とする。

医療のグランドデザインというと、これまで数多く出ていると思われるかもしれないが、意外に出ていない。昭和30年代に社会保障審議会がそれに近いものを提示したことがあるが、それ以降は日本医師会（日医）が２０００年に「２０１５年医療のグランドデザイン」をまとめたことがある。日医は医療政策で厚生省（現・厚生労働省）と対峙する力を付けるため、「日本医師会総合政策研究機構（日医総研）」というシンクタンクを１９９７年に設立、医療に関する情報を集め、政策案をデータで補強することをねらった。坪井栄孝《つぼいえいたか》会長時代（１９９６～２００４年）の血気盛んな頃だった。

このグランドデザインは、日本の医療の最大の問題は老人医療であることを指摘していた。70歳以降の老人医療費を別建てにして、財源は10%を自己負担、90%を国庫負担にすると提案した。発表当時、厚生省も自民党も老人医療保険の90%を国庫負担としたために「とても無理だ」として案を一蹴した。

しかし、激増する老人医療費を放置できない現実に、厚労省も本気で取り組み、できあがったのが、２００８年の4月に一度スタートした後期高齢者医療制度だ。これは専門家の間では評価の高いものだったが、「後期高齢者」というネーミングが悪いとケチをつけられ、民主党連立政権下で廃止が決まった。しかし、廃止後の青写真がないことから、当面、現制度が維持されることになった。高齢化と財政状況の悪化が進むなか、高齢者医療制度の在り方がはっきりと決まらない事態となっている。

民主党に望みたいグランドデザインは、日本の医療の将来像を明確に描き、そこから出発して、いろいろな問題点にどう対処するかを明確にすることである。これは、「破壊」ではなく「構築」である。そのさいに重要なことは、きちんとした「論理」である。

3. 財政がきびしいなかで目指すべき医療とは

たとえば、当然のことだが、医療費の財源に触れないわけにはいかない。菅直人首相が消費税率を10％に引き上げる方針を表明し、増税分を社会保障費に充てる考えを示したが、きちんとした裏付けのない政策を提案されても国民は眉に唾をつけるだろう。

日本の医療のあるべき姿を描いて、それに到達するための手順、最もむずかしい財源をどうするかが、大きなポイントになる。とくに重要と思われるのは、かなり基本的な考え方なのだが、日本としては「何を保障し、何を保障しないか」をはっきりとさせることである。今日の経済情勢から十分な保障をすることはむずかしい。そうなると、日本的な社会保障を構築すべきだと思う。自己負担の在り方もきっちりとした論理が必要で、それを提示しなければならない。

今後の日本経済を予測しても、高度成長がもう一度やってくるとは考えられない。せいぜい２～３％の成長しか望めないだろう。しかし、国民の健康保険への期待はどんどん大きくなるに違いない。日本の社会のセーフティネットの最たるものは、健康保険と年金である。これを守れるシステムを考えなければならない。

その際、いつも必要だと思うことは「無駄の排除」である。日本の医療には無駄が多いと思う。個人の無駄というものや不正のようなものだけでなく、制度からくる無駄も多い。たとえば、大学病院の外来に行く患者が多すぎる問題である。年間ひとり当たり14・２回も医師にかかっている国はほかの先進国にはない。改善しなければならない問題点はいくらでもある。

エピローグ

1．無駄を省き効率的な制度を

現在の日本の医療の問題点を述べてきたが、ここで総まとめをするとともに、私の改革への提言を捕捉しておきたい。私は政府に、これらの問題点をよく検討したうえで、これからの日本で「持続可能な社会保障」の規模を国民にもわかるように提案することを希望したい。同じ社会保障でも、年金は数字で表すことによってある程度の確率で予測できる。しかし、医療の方は、複雑な要因がからむために1年後の医療費の予測さえ正確にはできない。そして、金額（つまり医療費）だけを動かそうとすると、危険な状況になる。それは二〇〇〇年代の小泉政権の医療政策や、その前のサッチャーのイギリス政府をみてもはっきりしている。下手をすると医療の崩壊を招く危険性が高いのである。

そこで、これからの日本の医療保障をどう構築するか。一言でいえば、無駄をできるだけ省いて、効率のいい、しかも国民が安心できる制度を実現しなければならない。

そのさい、ぜひ考えてもらいたいことは、一体、医療の質として、どのレベルを社会保障として国民に提供できるのかということである。患者・国民が希望することのすべてが提供されるのが理想だろうが、そんなことはできるはずもない。ただ、非常に気になるのは、政治家で経済・財政通といわれる人は、例外なく、社会保障や医療について関心がない、もっといえば実態を知らない人が多いことである。したがって、財政を圧迫するから削るとか、公費負担よりは自己負担を強めるのが先といったことしか念頭にない。その代表が小泉総理やサッチャーである。私が切に希望したいのは、国民に提供される医療はいままでの質や規模と大差のないものであってほしいということである。それには、保険の給付と負担のバランスを明示して国民の理解を求めながら、医療を提供する効率的なシステムを構築していく必要がある。これができる政治家が待望されているのである。

2.「出来高払い」から「まるめ」へ

医療費の節減を考える場合、いわゆる診療報酬の「まるめ」といわれるものを根本的に考えてみる必要があると思う。なんでもまるめにする必要はないけれども、基本的な考え方としては、最低限の医療保障として「包括定額払い」にすることも選択肢にいれてもいいと思う。医療側には「出来高払いこそ最高」という考え方が武見日医会長時代から伝統的にあるため、病院に比べて診療所の医療費はコントロールがむずかしい。

ところで医師には、アメリカ医療の信奉者もいるが、アメリカの医療は公的保険がカバーしている部分が小さいために、患者の自己負担がものすごく高い。入院すれば貯金を使い果たし、少し重症の入院だと全財産を使い果たしてしまう。それだけ医療費が高いと医師はいいのかというと、ごく一部の人を除いては、診療過誤で訴えられることが多く、その高額な保険が医師を圧迫しており、結局は生命保険会社と製薬企業が繁栄しているだけで、医師の生活は必ずしもよくないといわれる。

このさい、きわめて重要なことは、国民も一応満足し、医師や医療従事者も「なんとかやっていける」というレベルでの診療報酬の設定をすべきで、やたらと自由診療部分を増やしたりすると、公的保険を形骸化し、国民や医療担当者が困ることになりかねない。現在の歯科医にはややその傾向があって、ポーセレンなどの治療（自費診療）でうるおっている歯科医がいる反面、失業状態に近い歯科医も結構いる。医師とちがって歯科医は飽和状態にあるとみられている。

3．社会保障は助け合いの精神だが社員のリストラは日常茶飯

少子高齢化と低成長経済のなかで社会保障を維持発展させていくのは容易なことではない。しかし、今日の日本で社会保障は、セーフティネットの役割を担わざるを得

ない状況に追い込まれている。いま、アメリカ型の「自立主義」を導入すれば、国民は疲弊の極に達してしまうだろう。国民が安心して生活できる社会保障の持続可能性を政治の第一命題として追求すべきであり、アメリカのような状況に陥ってはいけない。

そのためには、日本人がお互いに苦しいときには助け合うことが何より必要で、エゴイズムだけでものごとを考えてはいけない。いまのアメリカのように、会社が倒産に瀕しているのに、オーナーや重役はケタはずれに高い月給やボーナスを手にするようなことはもってのほかである。あるいは、社員を自社の経営の安全弁に使い、ある朝起きたらクビになっていたというようなことが日常茶飯事的に行われたり、不当に安い賃金しか出さないアルバイトを労働の主軸にすえるような企業の在り方は問題である。企業のエゴイズムは、少し景気が悪いからといって組合健保を脱退したり、とかく目先のことだけを追う傾向が強い。かつての日本は、社員の首切りはよほどのことがない限り行わないよう経営者も努力した。戦後の日本では、会社が倒産しなければ社員の首切りはなかったといってもいい。しかし、現在では「社員のリストラは企業の経営方針である」とうそぶく経営者もいる。

こういった風潮からは、お互いに助け合うという社会保障の精神など生まれてこない。私は日教組が子どもたちに社会保障の重要性をきっちりと教えて欲しいと思う。

本来、民主党の基盤のなかには労働組合が厳然と存在しているのだから、そうしたことがもっと強く主張されてもよいように思う。

セーフティネットというのは、人によって考え方に差があるが、そこには最小限の保障という思想があってもおかしくはない。この「最低」というのも人によって異なり、かなり厄介なものだと思うが、基本的に最低の保障といった場合、なんらかのハードルのようなものがあると考えるのが至当であろう。

4．最低の医療保障で国民のコンセンサス得る

ここで、みんなで知恵をださねばならないことは「日本国民として最低この程度の医療保障が必要」という内容を決め、国民のコンセンサスを得ることである。これが年金の場合は､金額できっちりと決めることができるので､反対のあるなしにかかわらず、はっきりとはする。しかし、医療保障の場合は、金額で示すと小泉内閣の二の舞いになるので、もっと具体的に提示しなければならないだろう。それが「グランドデザイン」なのだと思うが、こちらは年金以上に議論百出で、始末に負えないことにもなりかねない。しかし、議論の立てやすい提示の仕方も工夫次第ではないかと思う。

細かい点はともかくとして、ポイントだけを考えてみたいが、なにしろ、医療にはいつも影の如く医療費がついて回っている。というより、この影のほうが実像である

こともある。医療の世界では「たかが医療費、されど医療費」という言葉がある。費用の問題が重要なのではなく、医療そのものが大切だとは、誰でもいう。しかし、実際には医療費がすべてを決めてしまうという面を否定できない。そこで、医療政策のなかでどういう形で最低の保障をするかということを考えてみる必要がある。

5．医療機関へのアクセスのよさが無駄を生む

一例をあげて具体的に考えてみよう。日本の現行の医療制度では、健康保険証一枚あれば、大学病院でも、大病院でも診療所でも、およそ医療機関と名のつくところはどこにでも行って診療を受けることができる。自己負担にも大きな差はない。これを称して「医療へのアクセスがいい」という。これまでの日本の医療費はGDP対比で先進国中最低なのに、平均寿命、健康寿命、平均余命、周産期死亡率、乳児死亡率の低さなどが世界のトップレベルにあるのは、このアクセスのよさだという人さえいる。

しかし、少し角度を変えてみると、大学病院や大病院に紹介状なしに行くのは、無駄であり、不都合な面もある。本来、大学病院や数百ベッドの大病院はその病院でないと診療できないような高度の医療を提供するところである。しかし現実は、大学病院の外来では、一日数千人も患者が殺到することがある。もちろんこのなかには、こうした高度の病院でないと診療できない患者もいるだろうが、大したことのない「カ

ゼひき、腹痛、二日酔い、切り傷」といった軽医療の人もいる。これらの軽医療の人は、総合医の先生に診てもらえばいいわけで、大学病院に来る必要はまったくない。それだけではない。医学の知識のないふつうの人が大学病院に来ても、どの科で診察を受けていいのかわからない。大きな病院では最近、受付に「ガイド」と呼ばれているベテランのナース等を配置しているところが増えてはいるが、ここですべてがうまくさばけるわけではない。いくつかの科に行かないと目的の診療科に到達しないことも多い。

大学病院は完全に専門化されている。専門医というのは、自分の専門とする分野以外の診療は原則としてやらない。それは当然のことではあるのだが、患者のほうからいうと不便きわまりない。朝から4時間も待ってやっと診察の順番が回ってきて、診てもらったら、「これは私の科でないから○○科に行きなさい」と先生にいわれる。新患は午前10時頃までに受付けをすませねばならないので、その日はまったくロスになり、翌日また朝早く行かねばならないことになる。

このほか、いくつもの病気を持って、複数の科で診療を受けている人の場合、自分の病気の治療の順番というのがわからない。先生にきいても「自分の科で診療している病気からなおしなさい」というだけである。決して他科のことには口を出さないのが不文律のようになっている。

6. いきなり大学病院に行くのはまちがい――まず総合医に診てもらう

こうしたことは、大学病院や大病院に行って、保険証を出せばどこでも診てもらえるというシステム自体に問題があるわけだ。

私たちは病気になったらまず総合医に診てもらう。その総合医は、自分のところに来る患者の90％はこなすことができる。残りの10％の患者は大学病院や大病院に紹介する。この総合医→大学病院という流れで紹介患者は保険の適用を受けるが、紹介状のない患者は全額自己負担となる。ヨーロッパの多くの国はこういうシステムになっている。これだと大病院や大学病院の患者はぐんと減る。大学病院は「最終関門」というプライドもあるので、検査項目も多いし、医療費も高くつく。

このように医療の在り方として、まず総合医の診療を受けるという形が望ましい。大学病院に現在のように多数の医師を張りつけておく必要もなくなる。大学医学部がやかましく主張している医師確保の問題にもからんでくる。そして、総合医の診療費と総合医の紹介のあった患者の診療費だけを保険でみるようにすれば、医療費もかなり節減できるはずだ。

この考え方には、大病院中心主義の医師や患者には反対する人もいると思われるが、そもそも医療の在り方としては、まず患者が総合医に診てもらうというのが原則なのである。いきなり大学病院で診療を受けるのは医療の在り方としてまちがいであることを啓蒙すべきである。

持続可能な社会保障の構築は、旧来のものを踏襲するのでなく、新しい改革を目指し向上できるようすべきであろう。その意味から、無駄を省いたりユニークな方式を採用することによって、経費も下がり効果は上がるといった方式を編み出す努力をすべきである。

7. 診療報酬のまるめで医療を効率化

診療報酬の「まるめ」と俗にいわれている方式は、医師の間では嫌う人が多い。かつて日本医師会長をしていた武見太郎が反対したこともあって、医師の収入は、まるめでは値切られるという信仰にも近いものがある。点数出来高払いで項目ごとに請求できる方が有利だと開業医は主張する。しかし、いまの医療のなかに無駄があるのは事実で、まるめにすると不必要な検査などを省略するというメリットもある。大学病院の眼科などでは、不必要な検査をして検査料をかせいでいると思われるケースもある。検査は患者にとって負担になり、痛みを伴うこともある。第一、待たされる時間も結構長い。患者の顔を見ると、緑内障や視野の検査をすべて実施する眼科もある。

同様のことは、投薬についてもいえる。最近はほんとうに効く薬が製造されるようになったが、効く薬は必ず副作用があるといってもいい。「カゼ」などもまるめにすると抗生物質を投与する医師は激減するだろう。カゼに抗生物質が効くと思っている医師はひとりもいないはずだが、実際には日本では非常に大量に投与されたため、抗生物質に耐性を持つ菌が大量につくられており、日本人は肝心のときに抗生物質の効かない民族になってしまっている。抗生物質を処方してもしなくても同額の診療報酬にすれば、カゼに抗生物質を処方する医師はいなくなるだろう。それは国民にとって大きなメリットになる。

問題は、診療報酬をまるめにしたときの基準だが、出来高払いより低く設定されれば、トータルとしては医療費の節約になるとみられる。

8. 医療費の増加をもたらす高齢化と技術進歩の保険導入

医療費の増加をもたらすもうひとつの要因に医学医療の技術の進歩がある。技術の進歩は、社会保険でどこまで取り入れるか、最先端技術までみなければならないのかという点の検討が残っている。端的にいうと「1番でなければならないのですか。2番ではいけないのですか」ということだが、すべてをそのようにはできないのではないか。

9．混合診療に対抗できる現行の仕組み

この問題は、混合診療解禁（保険診療と保険外診療の併用）の問題にも関連する。厚生労働大臣が認めた先進医療や差額ベッドなどは保険診療との併用ができるが、それ以外は原則禁止で、現行の保険制度では、特定の項目（例＝入院の部屋代の差額）を除いて、保険外の自己負担は認めておらず、もしも保険の枠外の診療をした場合には根っ子から保険の適用の除外になる。つまり全額自己負担になるルールになっている。未承認の薬や医療機器を使う診療をすると、未承認部分だけでなく、併用する薬や診察・検査費用も公的医療保険では認められない。というのはもし混合診療を全面解禁してしまうと、インチキ療法のようなものに法外な自己負担を課すなどして、公的保険が保険としての機能を失う恐れがあるからである。これをめぐっては裁判も起き、地裁の判決では「混合診療を認めるべきだ」ということになったが、現実はこの判決結果に厚労省をはじめ医療関係者も従う意向はない。それというのも、厚労大臣の定める「評価療養」と「選定療養」は保険診療との併用が認められており、この制度を有効に活用すれば混合診療の議論には十分に対抗できると思われるからである（参考資料⑪）。

この問題は、新しい技術はできるだけはやく保険に取り入れるように努力することが解決法のひとつではあるが、たとえば薬剤のなかには特効的に効果を示すが値段が

考えられないぐらい高く、保険に導入するには価格を下げてもらう以外にないというものもある。この場合、高価な新しい薬剤以外にはその病気がなおらない場合と、すでに市販されている薬剤でもある程度の効果がある場合とがあり、行政のスタンスがちがって当然だと思う。専門家の意見をきいて決定すべきだが、例外的に差額撤収を認めてもいい場合はそれを告示すべきだし、健保では認められないということがあっても致し方ないと思う。

10. 年に1回の健（検）診を義務づけることとワクチンの効果を見直すこと

健康保険で認められる医療は、いまよりもずっとグローバルなものでもいいと思う。それには、総合医の診療報酬は包括定額払いを中心にするのもひとつの方法である。この場合は、国民が「病気にならないようにする」という健康志向を重視する必要がある。そのためには、年に1回、必ず健（検）診を受けるようにすべきであり、日本の企業は年に1回の健診を義務化している。それが原因といえるかどうかは別として、組合健保等に加入していた人たちは、現役のときも定年後も比較的健康である。

確実に1年に1回健（検）診を受ければ、重病になることはある程度防ぐことができる。医療費も当然減るであろう。

人々が最も大きな恐怖を持っている「がん」についてみてみよう。すべてのがんが

1回の検診で救えるわけではない。がんでもっとも検診の効果があるのは、子宮がんである。子宮がん自体がなおりやすいということもあるが、早期発見で救われる率は高いし、日本のがん検診は信用するに足りる。最近は少し高くつくがワクチンも登場していて、効果も高い。胃がんの検診の効果は日本の特別の方法（二重造影法等）は評価も高く、それに日本の医師の胃がんのX線フィルムの読影力は伝統的に高く、外国の追随を許さないと評価されている。乳がんはマンモグラフィを使った検査をすれば、検診でもかなり発見される。肺がんは、早期発見が非常にむずかしい。ただ、最近は肺がんの化学療法で画期的な薬剤が出現しているので、延命効果は非常に上がっている。肺がんの多くはかなりの確率で禁煙によって発症を防ぐことがわかっている。もちろんタバコに関係のない肺がんもないわけではないが、これまでの検診はアメリカではほとんど否定されている。

年1回の健（検）診はがんだけではない。心臓血管系の病気は、がんよりずっと確実に早期発見ができる。メタボ健診というような大がかりなことでなく、年1回の健（検）診に項目を入れておけば、はやくキャッチできる。年1回の健（検）診は、国の事業の柱のひとつとして、医療対策を組み込むべきである。

疾病予防対策としてもう1点重要なことは、日本はもっと積極的に「ワクチン」を導入すべきである。かつてわが国はワクチン先進国で、世界をリードしていた時代が

ワクチン：子宮頸がんワクチンのこと。ヒトパピローマウイルスへの感染を防ぐ効果が高い。ただし、既にウイルスに感染している場合、発症を防ぐ効果はない。

あった。しかし、高度成長の中頃から人権思想が発達したこともあって、ワクチンは副作用が問題になり、公衆衛生学者や行政の腰が引けるようになったうえに、不確かなデータによる被害が報じられたりして、ワクチンは下火になった。その結果、ワクチンを投与すれば何の問題もない病気が流行するようになり、近年またワクチンはやや見直されるようになった。「ワクチン」と「年1回の健（検）診」は日本の医療を支える2本の柱とすべきである。

11. 高額療養費は医療保障のバックボーン

医療を改革するに当たって、現行の制度のなかでぜひ残してもらいたいものがある。「高額療養費制度」である。これは、恐らく日本独自の制度だと思うが、医療費が高額になった場合、公的保険から自己負担限度額をこえた分が払い戻される制度である。介護保険の自己負担額も合算できることになっている。この額の決め方は、実際に患者が支払った自己負担額から自己負担限度額を差引いたものである。自己負担限度額は年齢、世帯、所得に応じて算出される（参考資料⑫）。この制度は各方面で高く評価され、文字通りのセーフティネットであり、わが国の医療保障の象徴ともいえる。この制度を導入したさい、私は社会保険審議会で委員として議論に参加したが、双手を挙げて賛成したのを覚えている。当時は高度経済成長の最中であったが、国家財政や税収の悪化に伴って自己負担限度額を少し上げるなどの改正はやむを得ないとしても、制度はぜひ存続してもらいたい。これは日本の社会保障のバックボーンだといっても過言ではないと私は思っている。

最後に、今後向かうべき改革のスケルトンを明示しておきたい。

・社会保障全体からみて年金と医療（介護を含む）との関連を考える必要がある。一定の年金を支給し、そこから医療・介護の費用をまかなうという方法は考慮に値する。

・軽医療の扱いや自己負担の限度を含めて、何を保障し、何を保障しないかを明確にする必要がある。

・医療費は財政構造の面からのみみるのではなく、対ＧＤＰ比や国際比較を考慮する必要がある。

・医療の無駄を議論し、徹底的に排除する方向で結論をだすべきである。

・自己負担の在り方について、「応分の負担」という抽象的な範囲でなく、具体的に掘り下げて考えてみる必要がある。

・国民の同意を得るためのルールを確立すべきである。国民投票に近い形で広く意見を求めることのできる仕組みを構築すべきである。

・医療保障や社会保障を議論する委員会に財政や医療経済の専門家だけでなく、医療そのものがわかる人をいれるべきである。
・支払側といわれる人たちの意見を幅広く聞く必要がある。
・さし当たって早急に「医療臨調」を設立すべき時期が来ていると考えられる（エピローグの内容には本文中に指摘したことの再録もありますが、重要なポイントですのでご容赦いただきたい）。

参考とした図書・文献（著者名は50音順。敬称略）

阿部　彩、他著『生活保護の経済分析』東京大学出版会、２００８年
アマルティア・セン（鈴村興太郎、訳）『福祉の経済学』岩波書店、１９８８年
有岡二郎『戦後医療の五十年』日本医事新報社、１９９７年
池上　惇『財政学―現代財政システムの総合的解明』岩波書店、１９９０年
池上直己、Ｊ・Ｃ・キャンベル『日本の医療』中公新書、１９９６年
漆　博雄、編『医療経済学』東京大学出版会、１９９８年
エリアス・モシアロス、他著（一圓光彌、監訳）『医療財源論―ヨーロッパの選択』光生館、２００４年
柿原浩明『入門　医療経済学』日本評論社、２００４年
金森久雄、島田晴雄、伊部英男、編『高齢化社会の経済政策』東京大学出版会、１９

92年
川上　武『現代日本医療史』勁草書房、1965年
京極髙宣『社会保障と日本経済―「社会市場」の理論と実証』慶應義塾大学出版会、2007年
小山路男、編著『戦後医療保障の証言』総合労働研究所、1985年
神野直彦、金子　勝、編『「福祉政府」への提言―社会保障の新体系を構想する』岩波書店、1999年
神野直彦、宮本太郎、編『脱「格差社会」への戦略』岩波書店、2006年
厚生省医務局、編『医制百年史』ぎょうせい、1976年
厚生省公衆衛生局保健所課、監『保健所三十年史』日本公衆衛生協会、1971年
国民健康保険中央会、編『国民健康保険五十年史』ぎょうせい、1989年
社会保障研究所、編『スウェーデンの社会保障』東京大学出版会、1987年
総理府社会保障制度審議会事務局、監『社会保障制度審議会四十年の歩み』社会保険法規研究会、1990年
隅谷三喜男、編『社会保障の新しい理論を求めて』東京大学出版会、1991年
武見太郎『武見太郎回想録』日本経済新聞社、1968年
橘木俊詔、編『政府の大きさと社会保障制度―国民の受益・負担からみた分析と提

言』東京大学出版会、2007年
辻　一郎『健康寿命』麦秋社、1998年
坪井栄孝『我が医療革命論』東洋経済新報社、2001年
東京大学医学部創立百年記念会、東京大学医学部百年史編集委員会、編『東京大学医学部百年史』東京大学出版会、1967年
鴇田忠彦、編『日本の医療経済』東洋経済新報社、1995年
中川米造『医療の原点』岩波書店、1996年
二木　立『日本の医療費—国際比較の視角から』医学書院、1995年
西村周三『医療の経済分析』東洋経済新報社、1987年
日本経済新聞社、編『私の履歴書』(文化人 別巻)日本経済新聞社、1984年
浜　六郎『薬害はなぜなくならないか—薬の安全のために』日本評論社、1996年
広井良典『医療の経済学』日本経済新聞社、1995年
丸尾直美『市場指向の福祉改革』日本経済新聞社、1996年
水野　肇『武見太郎の功罪』日本評論社、1987年
水野　肇『スウェーデンの医療を考える』社会保険法規研究会、1988年
水野　肇『インフォームド・コンセント—医療現場における説明と同意』中公新書、1990年

水野　肇『私の出会った名ドクター』読売新聞社、１９９１年
水野　肇『薬よ、おごるなかれ』紀伊國屋書店、１９９４年
水野　肇『医療・保険・福祉改革のヒント―社会保障存続の条件』中公新書、１９９７年
水野　肇、青山英康『ＰＰＫのすすめ―元気に生き抜き、病まずに死ぬ』紀伊國屋書店、１９９８年
水野　肇『社会保障のグランド・デザイン』紀伊國屋書店、２０００年
水野　肇『誰も書かなかった日本医師会』草思社、２００３年
水野　肇『誰も書かなかった厚生省』草思社、２００５年
水野　肇、川原丈貴、監『医療経済の羅針盤―［医療経済フォーラム・ジャパン］の活動記録』社会保険研究所、２００７年
宮沢健一『通論経済学』岩波書店、１９８１年
宮島　洋『高齢化時代の社会経済学』岩波書店、１９９２年
宮武　剛『「介護保険」のすべて―社会保障再編成の幕開け』保健同人社、１９９７年
Ｂ・マックペイク、他著（大日康史、他訳）『国際的視点から学ぶ医療経済学入門』東京大学出版会、２００４年
Ｃ・Ｆ・サムス（竹前栄治、訳）『ＤＤＴ革命―占領期の医療福祉政策を回想する』岩

波書店、1986年

①　国診協の正会員数

平成：年度	病院	診療所	合計
9	399	662	1,061
10	399	622	1,021
11	387	620	1,007
12	383	622	1,005
13	380	622	1,002
14	376	613	989
15	377	616	993
16	372	608	980
17	363	593	956
18	349	577	926
19	342	569	911

②　人口構成の推移

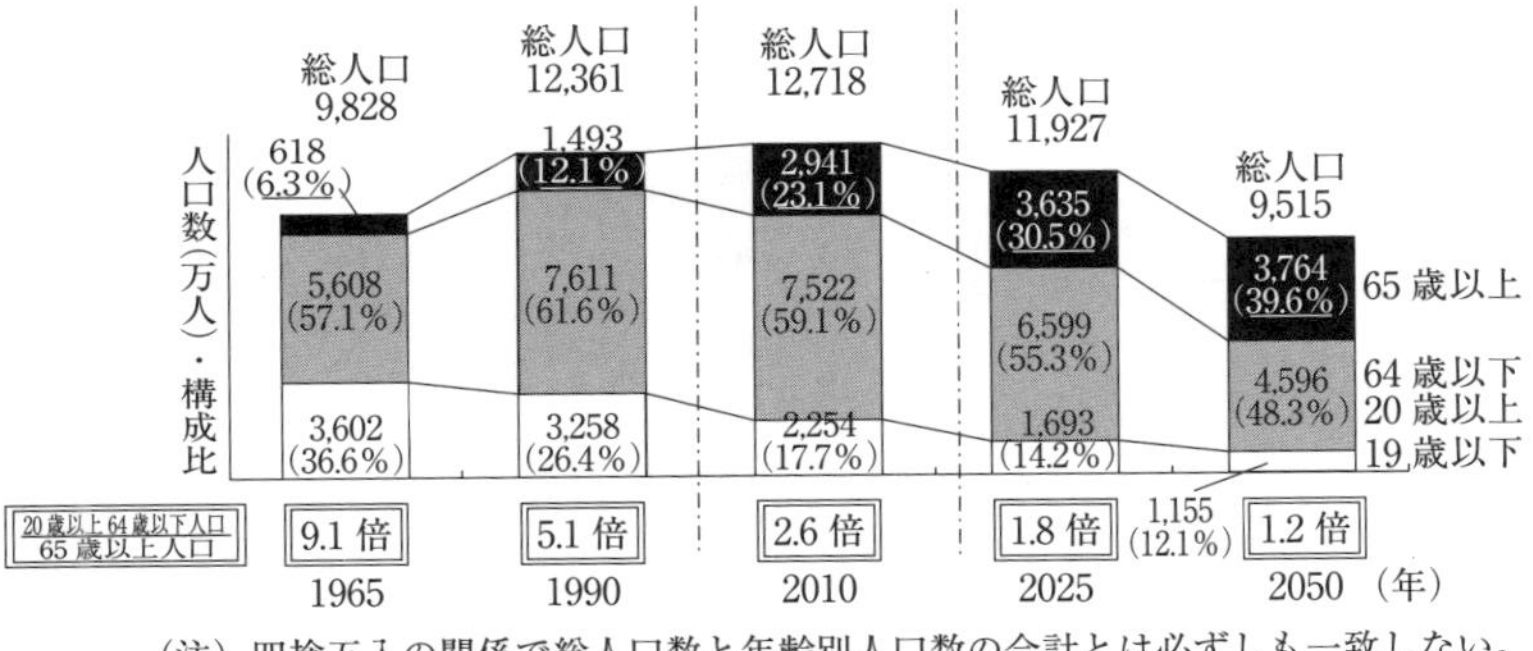

(注) 四捨五入の関係で総人口数と年齢別人口数の合計とは必ずしも一致しない。
(出典) 総務省「国勢調査」、「人口推計」、国立社会保障・人口問題研究所「日本の将来人口推計（平成18年12月推計）」等

③　日本の2010年の人口構成（平成18年12月の日本の将来推計人口による）

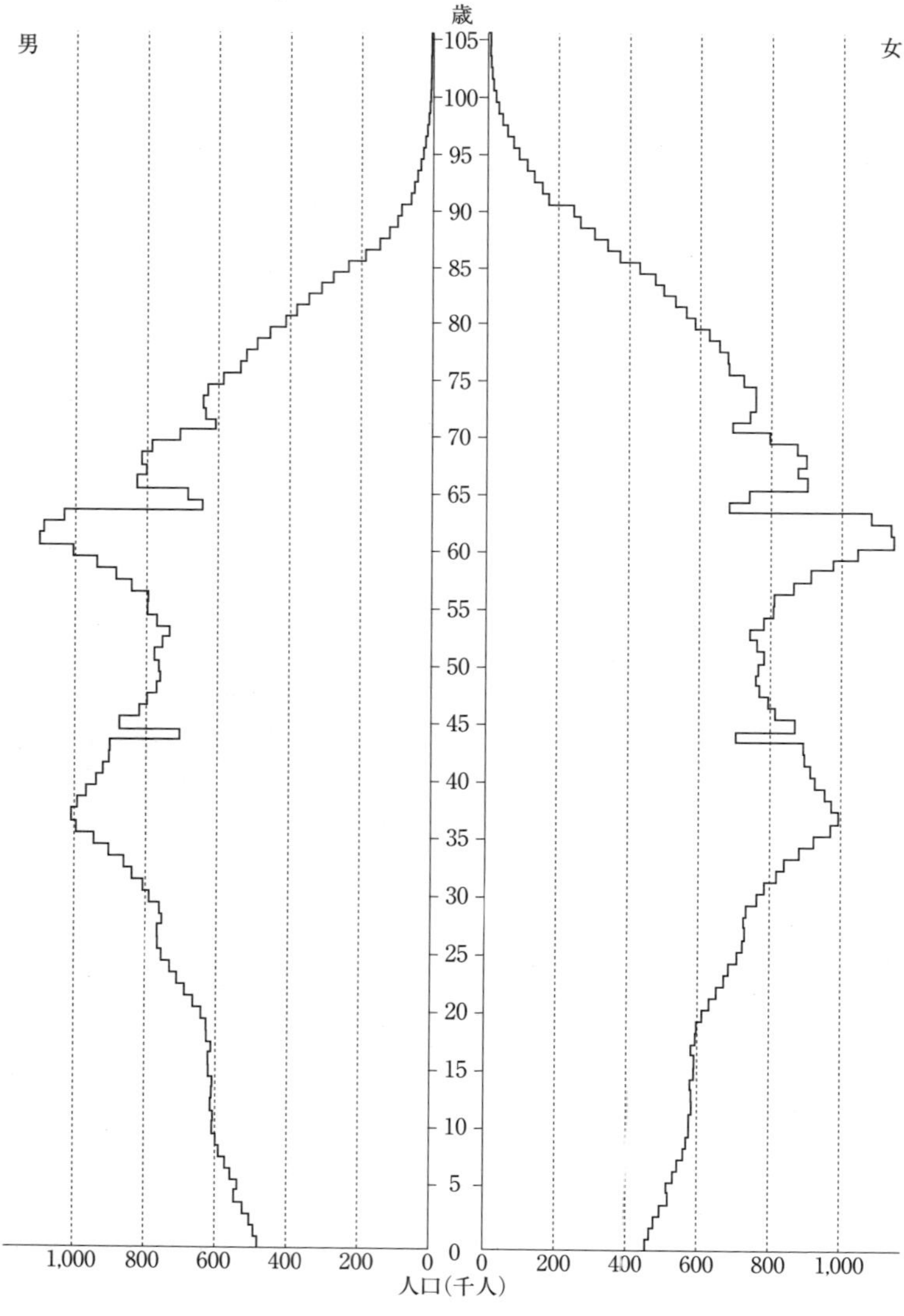

④　中間報告

中間報告で盛り込まれた方向性	
現行制度	新制度
▽ 75歳以上の加入先	
後期高齢者医療制度	会社員・公務員とその家族は健保組合や共済。その他は国保
▽ 保険証	
75歳以上は現役世代と分離・区分	年齢で区分しない
▽ 財政運営	
75歳以上は都道府県単位	少なくとも75歳以上は都道府県単位
▽ 高齢者の保険料納付	
個人単位。扶養される高齢者も負担	国保は世帯単位。健保・共済に移る被扶養者は負担なし
▽ 保険料の負担総額	
75歳以上は給付費の約１割	変わらず
▽ 保険料の伸び率	
75歳以上は74歳以下を上回る	75歳以上は74歳以下を上回らない
▽ 窓口負担の月額上限	
現役世代の同居者とは別に計算	現役世代と合算するので、世帯の負担は減る場合も
▽ 現役世代からの支援金	
加入者数に応じて各保険の負担額を算定	健保組合や共済は負担能力に応じて負担額を算定
継続協議になった主な項目	
現行制度	新制度
▽ 国費（税金）の投入割合	
75歳以上の給付費の５割	「65歳以上」などへの拡大論も
▽ 現役世代と別勘定にする範囲	
75歳以上	65歳以上とする意見も
▽ 65 ～ 74歳の保険料	
現役世代と同じ	75歳以上と同じにすべきとの意見も
▽ 75歳以上の保険料	
低所得者の保険料を特例で軽減	特例を続けるかどうか
▽ 70 ～ 74歳の窓口負担割合	
法律上は２割だが、予算措置で１割に	軽減措置を続けるかどうか
▽ 制度の運営主体	
75歳以上は市町村が設立した広域連合	都道府県の役割をどうするか

（出典）日本経済新聞2010.8.21朝刊から

⑤　2008年度に入って解散した健康保険組合

解散した日	組合名	所在地	被保険者数
4月1日	長崎市役所	長崎県	5,158
	関東文具	千葉県	4,648
	播州金物	兵庫県	4,530
	岡山県貨物	岡山県	3,620
	西宮市職員	兵庫県	3,422
	京浜電子機器	神奈川県	2,080
	群馬県石油業	群馬県	1,995
	栃木県石灰工業	栃木県	1,479
	日産福島	福島県	1,055
	神東塗料	東京都	409
7月1日	カワボウ	岐阜県	235
8月1日	西濃運輸	岐阜県	24,400
9月1日	京樽	東京都	2,150

注：健康保険組合連合会調べ。被保険者数は家族を含まない従業員本人の数。自治体健保は総務省の指導で共済への移行を進めており解散の理由は赤字とは限らない

⑥　健保組合の経常収支状況の推移

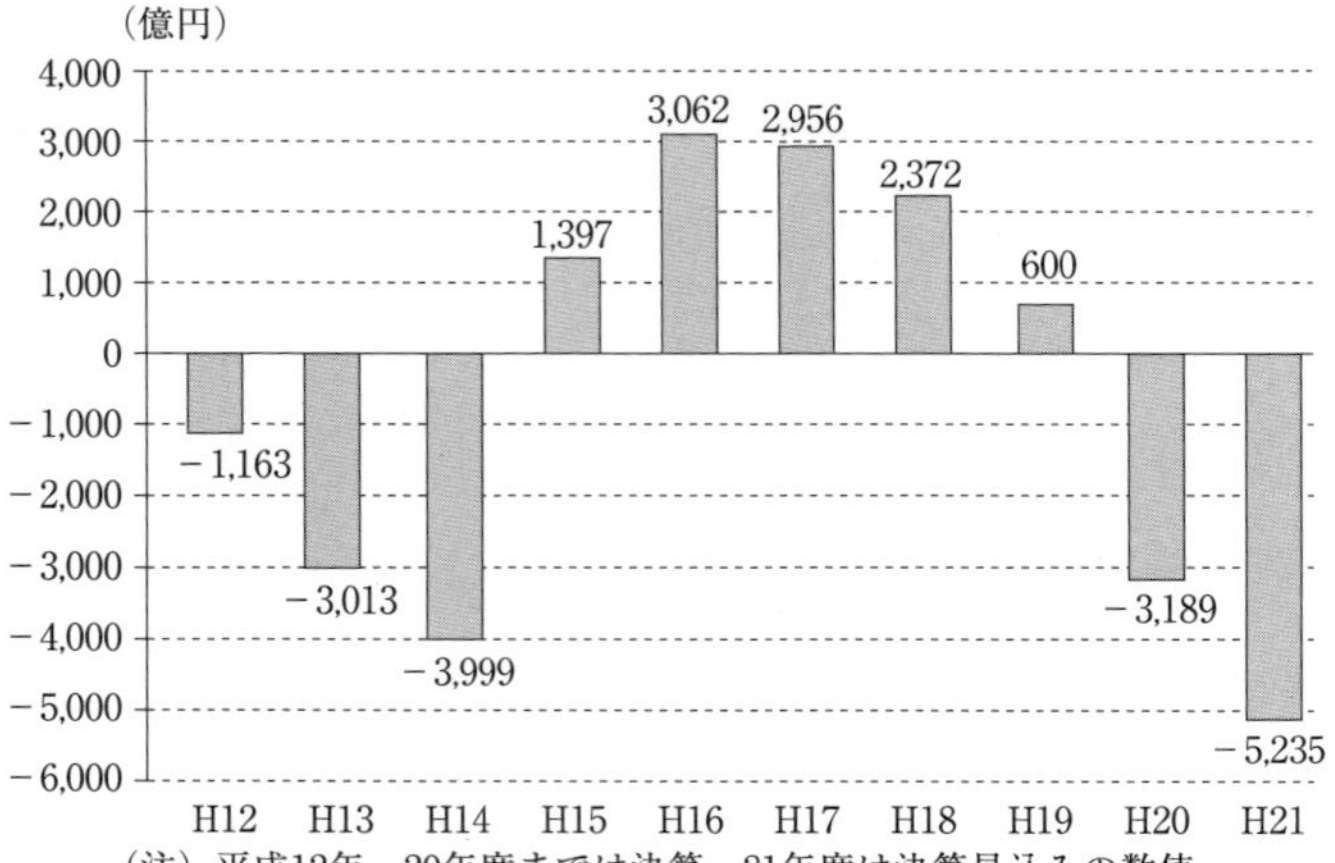

（注）平成12年～20年度までは決算、21年度は決算見込みの数値

⑦　医療保険の財政状況（億円）

	平成:年度	19	20	21	22
国保	収入 支出 収支差	131,168 130,746 422	127,166 126,461 715		
	一般会繰入れを加味した収支差	▲3,620	▲2,383		
旧政管健保（協会けんぽ）	収入 支出 収支差	71,052 72,442 ▲1,390	71,357 73,647 ▲2,290	69,735 74,628 ▲4,893	77,510 75,692 1,818
組合健保	収入 支出 収支差	62,003 61,402 600	63,658 66,847 ▲3,189	61,717 66,952 ▲5,235	61,581 68,186 ▲6,605

⑧ 国民医療費と国民所得の年次推移

年次	国民医療費（億円）	対前年度増減率（%）	国民医療費の国民所得に対する比率（%）	国民所得（億円）	対前年度増減率（%）
昭和29年度	2 152	…	…	…	…
30	2 388	11.0	3.4	69 733	…
40	11 224	19.5	4.2	268 270	11.5
50	64 779	20.4	5.2	1 239 907	10.2
60	160 159	6.1	6.1	2 610 890	7.4
61	170 690	6.6	6.4	2 680 934	2.7
62	180 759	5.9	6.4	2 818 190	5.1
63	187 554	3.8	6.2	3 039 679	7.9
平成元年度	197 290	5.2	6.1	3 222 073	6.0
2	206 074	4.5	5.9	3 483 454	8.1
3	218 260	5.9	5.9	3 710 808	6.5
4	234 784	7.6	6.4	3 693 236	△ 0.5
5	243 631	3.8	6.6	3 690 327	△ 0.1
6	257 908	5.9	6.9	3 740 795	1.4
7	269 577	4.5	7.2	3 742 775	0.1
8	284 542	5.6	7.5	3 806 211	1.7
9	289 149	1.6	7.6	3 819 989	0.4
10	295 823	2.3	8.0	3 689 215	△ 3.4
11	307 019	3.8	8.4	3 643 409	△ 1.2
12	301 418	△ 1.8	8.1	3 718 039	2.0
13	310 998	3.2	8.6	3 613 335	△ 2.8
14	309 507	△ 0.5	8.7	3 557 610	△ 1.5
15	315 375	1.9	8.8	3 580 792	0.7
16	321 111	1.8	8.8	3 638 976	1.6
17	331 289	3.2	9.0	3 658 783	0.5
18	331 276	△ 0.0	8.9	3 735 911	2.1
19	341 360	3.0	9.1	3 747 682	0.3

資料　内閣府「国民経済計算」、厚生労働省「国民医療費」

注　平成12年4月から介護保険制度が施行されたことに伴い、従来国民医療費の対象となっていた費用のうち介護保険の費用に移行したものがあるが、これらは平成12年度以降、国民医療費に含まれていない。

⑨ 概算医療費の制度別伸び率（対前年度伸び率）

（単位：％）

	総計	医療費保険適用							公費
		70歳未満					70歳以上		
			被用者保険			国民健康保険		長寿医療（再掲）	
				本人	家族				
平成14年度	▲0.7	▲1.6	▲2.8	▲3.3	▲2.3	▲0.2	0.3	／	3.2
平成15年度	2.1	▲0.1	▲2.6	▲5.2	0.4	3.0	4.7	／	7.6
平成16年度	2.0	0.5	0.6	0.9	0.2	0.5	3.8	／	3.8
平成17年度	3.1	1.1	1.2	2.1	0.4	0.9	5.7	／	4.1
平成18年度	0.1	▲1.3	▲0.2	▲0.2	▲0.3	▲2.6	2.0	／	0.9
平成19年度	3.1	1.2	2.1	3.5	0.6	0.1	5.4	／	3.3
平成20年度	1.9	1.4	2.3	2.5	2.0	0.3	2.1	－	4.4
平成21年度	3.5	2.2	2.0	1.9	2.1	2.4	4.6	5.5	8.0

注１　社会保険診療報酬支払基金および国民健康保険団体連合会における審査分の医療費（算定ベース）の伸び率となっている。
注２　医療保険適用者70歳以上には、後期高齢者医療制度の対象（平成19年度以前は老人医療受給対象）となる65歳以上70歳未満の障害認定を受けた者を含む。
注３　「公費」欄には、医療保険との併用分を除く、公費負担のみの医療費の伸び率となっている。

⑩　診療報酬改定のプロセス

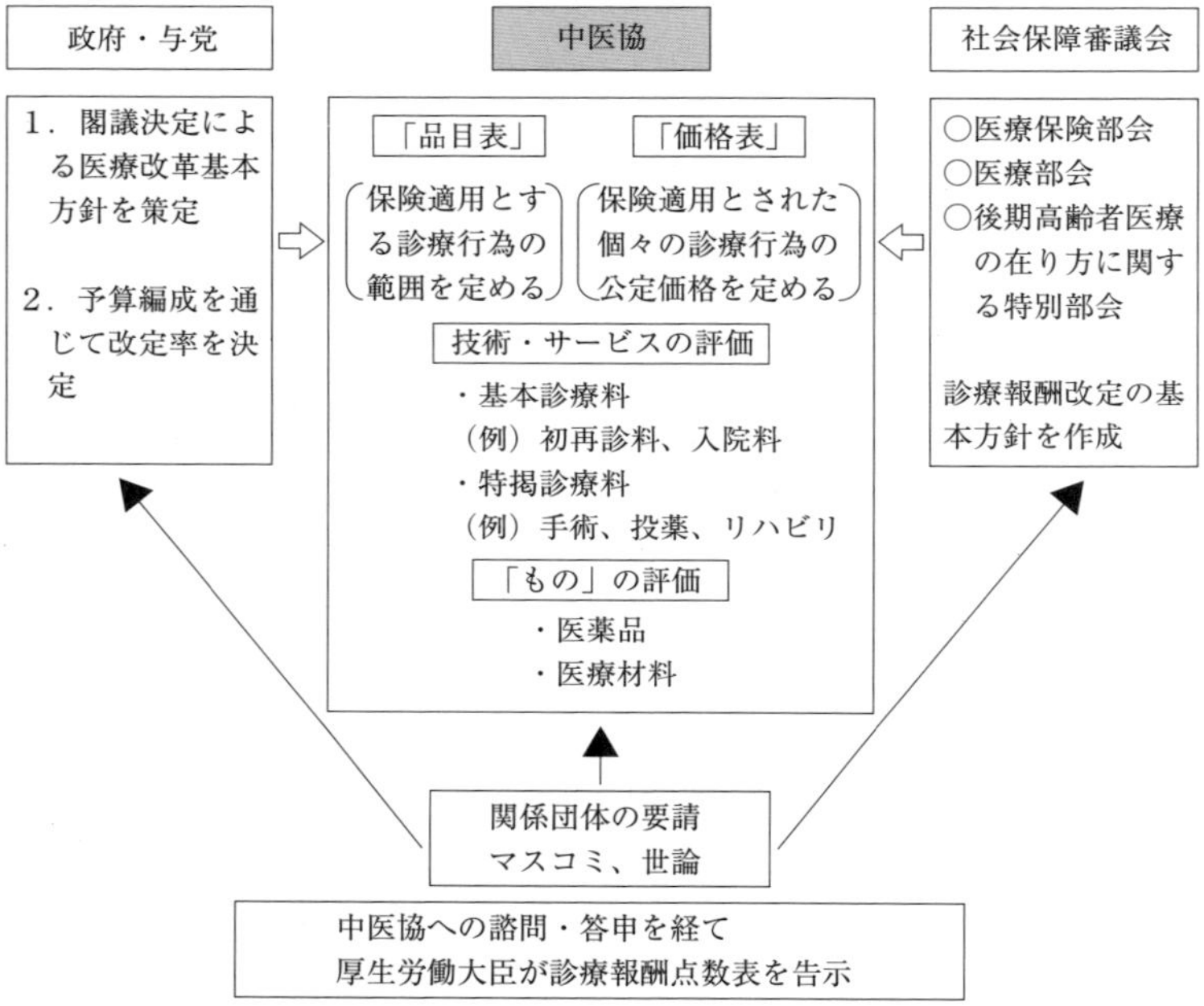
政府・与党
1．閣議決定による医療改革基本方針を策定
2．予算編成を通じて改定率を決定
中医協
「品目表」
保険適用とする診療行為の範囲を定める
「価格表」
保険適用とされた個々の診療行為の公定価格を定める
技術・サービスの評価
・基本診療料
（例）初再診料、入院料
・特掲診療料
（例）手術、投薬、リハビリ
「もの」の評価
・医薬品
・医療材料
社会保障審議会
○医療保険部会
○医療部会
○後期高齢者医療の在り方に関する特別部会
診療報酬改定の基本方針を作成
関係団体の要請
マスコミ、世論
中医協への諮問・答申を経て
厚生労働大臣が診療報酬点数表を告示

⑪　評価療養と選定療養

現在も、厚生労働大臣の定める「評価療養」と「選定療養」は次のように保険診療との併用が認められている。

〈評価診療〉

安全性や有効性の観点から保険導入のための評価を行うもの
◎先進医療
◎医薬品の治験に係る診療
◎医療機器の治験に係る診療
◎薬事法承認後で保険収載前の医薬品の使用
◎薬事法承認後で保険収載前の医療機器の使用
◎保険収載医薬品の適応外使用
〈選定療養〉

患者の選択に任せるべきであり、保険導入が前提とならないもの
◎特別の療養環境（差額ベッド）
◎予約診療　◎時間外診療
◎200床以上の病院の初診
◎200床以上の病院の再診
◎180日以上の入院
◎制限回数を超える医療行為
◎歯科の金合金等・金属床総義歯
◎小児う蝕の指導管理

⑫　１カ月あたりの自己負担限度額（70歳未満の場合）

	自己負担限度額	直近1年間で4回目以降の自己負担限度額
上位所得者（月収が53万円以上）	150,000円＋（医療費－500,000円）×１％	83,400円
一　般	80,100円＋（医療費－267,000円）×１％	44,400円
低所得者（住民税非課税世帯）	35,400円	24,600円

水野　肇（みずの　はじめ）
医事評論家。1927年大阪府生まれ。1948年大阪外語卒。1948年山陽新聞記者。1960年山陽新聞紙上に連載した『ガン・シリーズ』で日本新聞協会賞受賞。退社後、医学、医療問題のフリーライターとなり、税制調査会特別委員、ＮＨＫ解説委員、社会保険審議会委員などを経て、医療審議会、医療保険福祉審議会・脳死臨調委員等、各委員を歴任。著書に『医療はどこで間違ったのか』（リベルタス・クレオ）、『誰も書かなかった日本医師会』（草思社）など多数。

現代医療をどう改革していくか
～消費税を上げる前に考える～

2011年10月28日　初版発行

著　　者　水野　肇
発 行 者　高本哲史
発 行 所　株式会社　社会保険出版社
〒101-0064　東京都千代田区猿楽町1-5-18
電話（03）3291-9841（代表）　振替00180-8-2061
［大阪支局］〒541-0059　大阪市中央区博労町4-7-5
電話（06）6245-0806
［九州支局］〒812-0011　福岡市博多区博多駅前3-27-24
電話（092）413-7407
印刷・製本　共同印刷株式会社

定価はカバーに印刷してあります。
落丁、乱丁のある本はおとりかえいたします。

ISBN978-4-7846-0250-6 C3036

社会保険出版社　好評既刊書籍のご案内

総合医の時代

監修　高久史麿（自治医科大学学長）
編集　水野　肇（医事評論家）
田中一哉（(社)国民健康保険中央会常務理事）

急速に進む高齢化、専門医に偏った育成、医師の偏在、勤務医の過重労働…様々な問題を抱える日本の医療。これらの問題の解決が期待される総合医とは。本書は、今後の医療体制における総合医の必要性を提言する一冊です。

本体2,000円＋税

高齢社会の「生《いき》・活《いき》」事典

編著　NPO法人 生活・福祉環境づくり21・日本応用老年学会
協力　東京商工会議所

この一冊で、熟年世代には、社会の知恵袋になる秘訣が見え、実年世代には、これからの働き方や役割が見えてくる。そして若者世代には、支えながら人生の先輩に学ぶ知恵が見える。これからの福祉にもシニアビジネスにも欠かせない、実用的エンサイクロペディアです。

本体2,800円＋税

㊗新 国保保険料 収納課長奮戦記 増補版

著　小金丸　良（元鎌倉市保険年金課長）

社会保障制度の知識から国保制度をひもとく一冊。国保制度の概要や国民健康保険運営協議会のしくみについて詳しく解説しています。厚生労働省や事業年報等の資料を用いて、国保事業の動きについても説明。

本体1,600円＋税

国保保険税（料）滞納整理の実戦論（基本編）

著　篠塚三郎（篠塚三郎税理士事務所）

著者の長年の経験から得られた、滞納整理に従事する職員が自信とプライドをもって事務を執行するのに必要な、知識とノウハウと実際の事例を紹介。

本体1,500円＋税

国保保険税（料）滞納整理の実戦論（滞納処分編）

監修　篠塚三郎
著　見島　充

具体的な書式例をあげ、わかりやすく実際の差押えの仕方を説明。動産、不動産、債権の3つの差押えの方法をマスターすれば、他のさまざまな財産の差押えは、その応用です。本書は、各種財産の差押えの基礎が学べる一冊です。

本体2,800円＋税

国保保険税（料）滞納整理の実戦論（納税の猶予編）

監修　篠塚三郎
著　見島　充

納税の猶予制度は、たしかに当初の事務手続きには手間がかかります。しかし、これを惜しんでは納税者と信頼関係を築くことはできません。徴収の猶予制度を適切に運用することも、重要です。実例をあげ、具体的な手順をわかりやすく説明します。

本体2,800円＋税